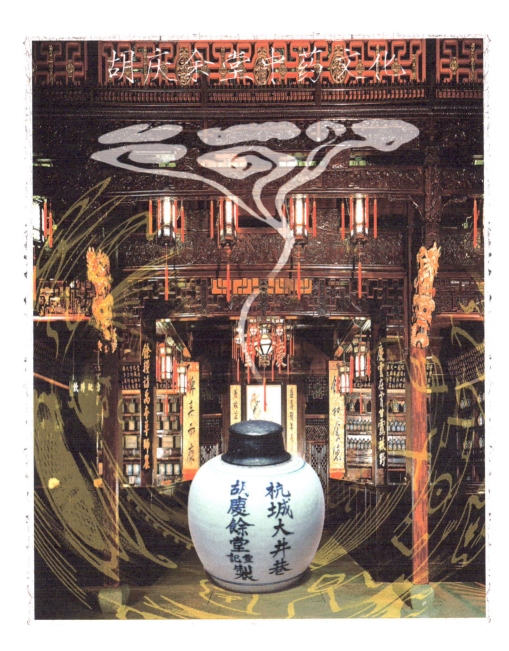

胡庆余堂中药文化

总主编 杨建新

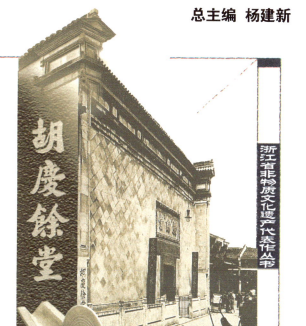

浙江省非物质文化遗产代表作丛书

浙江摄影出版社

刘俊 主编 孙群尔 著

总 序

浙江省人民政府省长 吕祖善

　　中华传统文化源远流长，多姿多彩，内涵丰富，深深地影响着我们的民族精神与民族性格，润物无声地滋养着民族世代相承的文化土壤。世界发展的历程昭示我们，一个国家和地区的综合实力，不仅取决于经济、科技等"硬实力"，还取决于"文化软实力"。作为保留民族历史记忆、凝结民族智慧、传递民族情感、体现民族风格的非物质文化遗产，是一个国家和地区历史的"活"的见证，是"文化软实力"的重要方面。保护好、传承好非物质文化遗产，弘扬优秀传统文化，就是守护我们民族生生不息的薪火，就是维护我们民族共同的精神家园，对增强民族文化的吸引力、凝聚力和影响力，激发全民族文化创造活力，提升"文化软实力"，实现中华民族的伟大复兴具有重要意义。

　　浙江是华夏文明的重要之源，拥有特色鲜明、光辉灿烂的历史文化。据考古发掘，早在五万年前的旧石器时代，就有原始人类在这方古老的土地上活动。在漫长的历史长河中，浙江大地积淀了著名的"跨湖桥文化"、"河姆渡文化"和"良渚文化"。浙江先民在长期的生产生活中，创造了熠熠生辉、弥足珍贵的物质文化遗产, 也创造了丰富多彩、绚丽多姿的非物质文化遗产。在2006年国务院公布的第一批国家级非物质文化遗产名录中, 我省项目数量位居榜首, 充分反映了浙江非物质文化遗产的博大精深和独特魅力, 彰显了浙江深厚的文化底蕴。留存于浙江大地的众多非物质文化遗产, 是千百年来浙江人民智慧的结晶, 是浙江地域文化的瑰宝。保护好世代相传的浙江非物质文化遗产, 并努力发扬光大, 是我们这一代人共同的责任, 是建设文化大省的内在要求和重要任务, 对增强我省"文化软实力", 实施"创业富民、创新强省"总战略, 建设惠及全省人民的小康社会意义重大。

浙江省委、省政府和全省人民历来十分重视传统文化的继承与弘扬, 重视优秀非物质文化遗产的保护, 并为此进行了许多富有成效的实践和探索。特别是近年来, 我省认真贯彻党中央、国务院加强非物质文化遗产保护的指示精神, 切实加强对非物质文化遗产保护工作的领导, 制定政策法规, 加大资金投入, 创新保护机制, 建立保护载体。全省广大文化工作者、民间老艺人, 以高度的责任感, 积极参与, 无私奉献, 做了大量的工作。通过社会各界的共同努力, 抢救保护了一大批浙江的优秀非物质文化遗产。"浙江省非物质文化遗产代表作丛书"对我省列入国家级非物质文化遗产名录的项目，逐一进行编纂介绍，集中反映了我省优秀非物质文化遗产抢救保护的成果，可以说是功在当代、利在千秋。它的出版对更好地继承和弘扬我省优秀非物质文化遗产，普及非物质文化遗产知识，扩大优秀传统文化的宣传教育，进一步推进非物质文化遗产保护事业发展，增强全省人民的文化认同感和文化凝聚力，提升我省"文化软实力"，将产生积极的重要影响。

党的十七大报告指出，要重视文物和非物质文化遗产的保护，弘扬中华文化，建设中华民族共有的精神家园。保护文化遗产，既是一项刻不容缓的历史使命，更是一项长期的工作任务。我们要坚持"保护为主、抢救第一、合理利用、传承发展"的保护方针，坚持政府主导、社会参与的保护原则，加强领导，形成合力，再接再厉，再创佳绩，把我省非物质文化遗产保护事业推上新台阶，促进浙江文化大省建设，推动社会主义文化的大发展大繁荣。

2008年4月8日

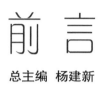

前 言

总主编 杨建新

　　"浙江省非物质文化遗产代表作丛书"即将陆续出版了，看到多年来我们为之付出巨大心力的非物质文化遗产保护成果以这样的方式呈现在世人面前，我和我的同事们乃至全省的文化工作者都由衷地感到欣慰。

　　山水浙江，钟灵毓秀，物华天宝，人文荟萃。我们的家乡每一处都留存着父老乡亲的共同记忆。有生活的乐趣、故乡的情怀，有生命的故事、世代的延续，有闪光的文化碎片、古老的历史遗存。聆听老人口述那传讲了多少代的古老传说，观看那沿袭了多少年的传统表演艺术，欣赏那传承了多少辈的传统绝技绝活，参与那流传了多少个春秋的民间民俗活动，都让我深感留住文化记忆、延续民族文脉、维护精神家园的意义和价值。这些从先民们那里传承下来的非物质文化遗产，无不凝聚着劳动人民的聪明才智，无不寄托着劳动人民的情感追求，无不体现了劳动人民在长期生产生活实践中的文化创造。

　　然而，随着现代化浪潮的冲击，城市化步伐的加快，生活方式的嬗变，那些与我们息息相关从不曾须臾分开的文化记忆和民族传统，正在迅速地离我们远去。不少巧夺天工的传统技艺后继乏人，许多千姿百态的民俗事象濒临消失，我们的文化生态从来没有像今天那样面临岌岌可危的境况。与此同时，我们也从来没有像今天那样深切地感悟到保护非物质文化遗产，让民族的文脉得以延续，让人们的精神家园不遭损毁，是如此的迫在眉睫，刻不容缓。

正是出于这样的一种历史责任感，在省委、省政府的高度重视下，在文化部的悉心指导下，我省承担了全国非物质文化遗产保护综合试点省的重任。省文化厅从2003年起，着眼长远，统筹谋划，积极探索，勇于实践，抓点带面，分步推进，搭建平台，创设载体，干在实处，走在前列，为我省乃至全国非物质文化遗产保护工作的推进，尽到了我们的一份力量。在国务院公布的第一批国家级非物质文化遗产名录中，我省有四十四个项目入围，位居全国榜首。这是我省非物质文化遗产保护取得显著成效的一个佐证。

我省列入第一批国家级非物质文化遗产名录的项目，体现了典型性和代表性，具有重要的历史、文化、科学价值。

　　白蛇传传说、梁祝传说、西施传说、济公传说，演绎了中华民族对于人世间真善美的理想和追求，流传广远，动人心魄，具有永恒的价值和魅力。

　　昆曲、越剧、浙江西安高腔、松阳高腔、新昌调腔、宁海平调、台州乱弹、浦江乱弹、海宁皮影戏、泰顺药发木偶戏，源远流长，多姿多彩，见证了浙江是中国戏曲的故乡。

　　温州鼓词、绍兴平湖调、兰溪摊簧、绍兴莲花落、杭州小热昏，乡情乡音，经久难衰，散发着浓郁的故土芬芳。

　　舟山锣鼓、嵊州吹打、浦江板凳龙、长兴百叶龙、奉化布龙、余杭滚灯、临海黄沙狮子，欢腾喧闹，风貌独特，焕发着民间文化的活力和光彩。

　　东阳木雕、青田石雕、乐清黄杨木雕、乐清细纹刻纸、西泠印社金石篆刻、宁波朱金漆木雕、仙居针刺无骨花灯、硖石灯彩、嵊州竹编，匠心独具，精美绝伦，尽显浙江"百工之乡"的聪明才智。

龙泉青瓷、龙泉宝剑、张小泉剪刀、天台山干漆夹苎技艺、绍兴黄酒、富阳竹纸、湖笔，传承有序，技艺精湛，是享誉海内外的文化名片。

还有杭州胡庆余堂中药文化，百年品牌，博大精深；绍兴大禹祭典，彰显民族精神，延续华夏之魂。

上述四十四个首批国家级非物质文化遗产项目，堪称浙江传统文化的结晶，华夏文明的瑰宝。为了弘扬中华优秀传统文化，传承宝贵的非物质文化遗产，宣传抢救保护工作的重大意义，浙江省文化厅、财政厅决定编纂出版"浙江省非物质文化遗产代表作丛书"，对我省列入第一批国家级非物质文化遗产名录的四十四个项目，逐个编纂成书，一项一册，然后结为丛书，形成系列。

这套"浙江省非物质文化遗产代表作丛书"，定位于普及型的丛书。着重反映非物质文化遗产项目的历史渊源、表现形式、代表人物、典型作品、文化价值、艺术特征和民俗风情等，具有较强的知识性、可读性和权威性。丛书力求以图文并茂、通俗易懂、深入浅出的方式，展现非物质文化遗产所具有的独特魅力，体现人民群众杰出的文化创造。

我们设想，通过本丛书的编纂出版，深入挖掘浙江省非物质文化遗产代表作的丰厚底蕴，盘点浙江优秀民间文化的珍藏，梳理它们的传承脉络，再现浙江先民的生动故事。

丛书的编纂出版，既是为我省非物质文化遗产代表作树碑立传，更是对我省重要非物质文化遗产进行较为系统、深入的展示，为广大读者提供解读浙江灿烂文化的路径，增强浙江文化的知名度和辐射力。

文化的传承需要一代代后来者的文化自觉和文化认知。愿这套丛书的编纂出版，使广大读者，特别是青少年了解和掌握更多的非物质文化遗产知识，从浙江优秀的传统文化中汲取营养，感受我们民族优秀文化的独特魅力,树立传承民族优秀文化的社会责任感,投身于保护文化遗产的不朽事业。

"浙江省非物质文化遗产代表作丛书"的编纂出版,得到了省委、省政府领导的重视和关怀,各级地方党委、政府给予了大力支持;各项目所在地文化主管部门承担了具体编纂工作,财政部门给予了经费保障;参与编纂的文化工作者们为此倾注了大量心血,省非物质文化遗产保护专家委员会的专家贡献了多年的积累;浙江摄影出版社的领导和编辑人员精心地进行编审和核校;特别是从事普查工作的广大基层文化工作者和普查员们,为丛书的出版奠定了良好的基础。在此,作为总主编,我谨向为这套丛书的编纂出版付出辛勤劳动、给予热情支持的所有同志,表达由衷的谢意!

由于编纂这样内容的大型丛书,尚无现成经验可循,加之时间较紧,因而在编纂体例、风格定位、文字水准、资料收集、内容取舍、装帧设计等方面,不当和疏漏之处在所难免。诚请广大读者、各位专家不吝指正，容在以后的工作中加以完善。

　　我常常想，中华民族的传统文化是如此的博大精深，而生命又是如此短暂，人的一生能做的事情是有限的。当我们以谦卑和崇敬之情仰望五千年中华文化的巍峨殿堂时，我们无法抑制身为一个中国人的骄傲和作为一个文化工作者的自豪。如果能够有幸在这座恢弘的巨厦上添上一块砖一张瓦，那是我们的责任和荣耀，也是我们对先人们的告慰和对后来者的交代。保护传承好非物质文化遗产，正是这样添砖加瓦的工作，我们没有理由不为此而竭尽绵薄之力。

　　值此丛书出版之际，我们有充分的理由相信，有党和政府的高度重视和大力推动，有全社会的积极参与，有专家学者的聪明才智，有全体文化工作者的尽心尽力，我们伟大祖国民族民间文化的巨厦一定会更加气势磅礴，高耸云天！

2008年4月8日

（作者为浙江省文化厅厅长、浙江省非物质文化遗产保护工作领导小组组长）

目录

胡庆余堂中药文化之缘起及地域意义

在华夏民族五千年的历史长河中，中医药仿若那川流中的生命方舟，托起了一个民族的生存期望，从黄河源头缓缓地向长江流域走来。到了南宋时代，杭州日益繁华，官办药局，恩泽黎民。中药文化的第一次在长江流域形成燎原之势，根植于这片热土上的胡庆余堂中药文化，自出生那一日起，就被刻上了地域文化的胎记。胡庆余堂旨在传承南宋官方制药的全部精义，撑起了一杆『江南药府』的杏旗。

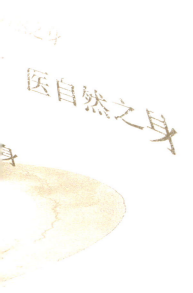

胡庆余堂中药文化之缘起及地域意义

[壹]中药文化之缘起

中药不啻为国粹，同时也是一段历史，它从源头上记载了华夏民族悠悠五千年的生命历程，因而中药的起因，显得隐约和迷离。

我们的祖先，在和大自然的不断抗争中求得生存。为了寻求食物，古代用"草乌头"一类的毒药，炼制成毒箭，来射杀野兽，进行畋猎。当先民们尝试着用草根木实

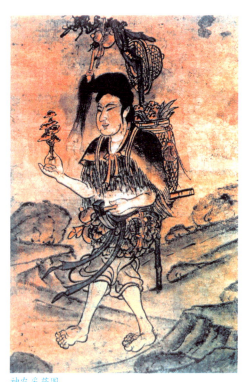

神农采药图

作为食物充饥时，人类已从茹毛饮血的渔猎生活进化到农耕时代，因而，传说中就有了"神农尝百草，一日而遇七十毒"之说。当人们

意识到这些自然植物能对人体产生作用时，便有了"药食同源"的认知，药物由此而来；在植物、矿物以及动物演进为药物的过程中，原始的制药技术也应时而生。远在夏商时代，古人已能酿酒。《战国策》中记载：昔帝女令仪狄作酒，而进于禹，禹饮而甘之……在创造酿酒法的

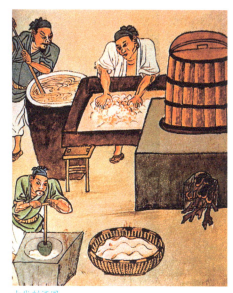

古代制酒图

同时，又发现了曲（酵母），到了春秋时代，已经知道用曲来治胃肠病，因其功效如神，故称为神曲。

　　以自然之物、自然之法，医自然之身，古代朴素的哲学思想在源头上滋养了神奇的中国医药文化。到了西汉"废黜百家，独尊儒学"，儒学代表了当时社会的主流文化，当中药也从一根针、一把草发展到汉代的"方剂"时，因而在中药的复方中就被赋予了"辨证施治，君臣佐使"的儒学理念。而儒家所倡导的"不为良相则为良医"的人生理想，又将医药推向百业之首，使中药文化承载了许多以儒学为代表的传统文化基因。

[贰]中药文化的地域意义

中国中医药文化源远流长，它几乎和中华文明发展史同根同脉。神农尝百草，始有中药。五千年来，中医药护佑了千千万万炎黄子孙，为中华民族的生息和繁衍托起了一条漫长的生命线。

《黄帝内经》成书于春秋战国时代，是我国古代文化中第一部以中华始祖"黄帝"冠名的传世医书，此书托名黄帝与其大臣岐伯等讨论医学，并以问答的形式记载，后世遂称医学为"岐黄之术"。中国历代最伟大的医学家扁鹊、张仲景、华陀、孙思邈、李时珍等均受其深厚影响，终成一代医圣。

古代医师悬壶行医，其配方撮药及药物制备，多由医师自己掌管加工。到了宋代，随着医药事业的发展，医和药初步有了分工。宋神宗熙宁九年（1076），朝廷设立了太医局熟药所，专事丸散膏丹的制备。

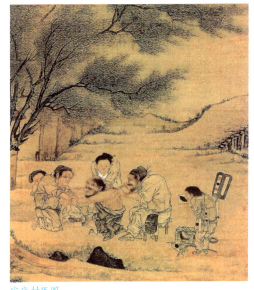

宋代村医图

12世纪初叶，宋室南渡，建都临安，杭州日趋繁华。南宋朝廷沿袭了北宋在开封的太医局熟药所，在杭州建立了我国最早的国家制药管理机构——惠民药局，并由政府颁布第一部制药药典《太平惠民和剂局方》，杭州成了"古代中医药典"的发祥之地。

随着南宋政治文化中心的南移，到了元、明、清，中医药发展在江浙一带已达鼎盛期，又出现了朱丹溪、赵学敏两位古代中医巨擘。特别是明末清初，以张卿子为开山祖的"钱塘医派"更是代表了当时中医的最高水平。史籍有"外郡人称武林（杭州）为医薮，读岐黄之学者咸归之"等记载。张志聪还在杭州清河坊吴山脚下建屋授

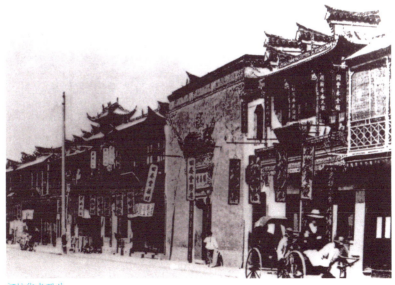

河坊街老照片

学论医，题为"侣山堂"。

清河坊是杭州最著名的历史文化街区，南宋御街穿行而过，因周边曾为历代商业文化中心，又依傍吴山、西湖，地理位置优越，故从南宋到明、清两代，这一带已形成了一条"药铺"长廊：有南宋的保和堂、明朝的朱养心膏药店，及晚清的"六大家"胡庆余堂、叶种德堂、方回春堂、张同泰、万承志堂、许广和等。

清同治十三年（1874），就在这南宋皇城根儿的吴山脚下，"红顶商人"胡雪岩斥巨资开设了胡庆余堂国药号。

从地域方位上观照，胡庆余堂坐落于杭城东南部，整体建筑坐北朝南，东临大井巷，南依吴山北麓，自大井巷可登阶上山，向南移步连中山中路、鼓楼一带，通达南星桥和浙江第一码头；向北紧接河坊街，沿街西行直达西湖。当时钱江渡船码头设在望江门外江边，东南各地农夫居民来杭进香，大井巷是必经之路。吴山是当时城内寺观最集中地区，每年春汛时期，大批来自下三府（杭嘉湖一带）及上八府（宁绍金地区）的香客，除到灵隐、昭庆寺等大寺庙烧香拜佛外，主要的佛事都在吴山各寺观内举办。因此，清河坊一带商铺林立，

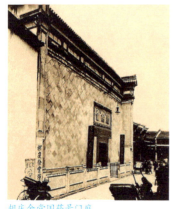

胡庆余堂国药号门庭

终日人流拥集。

从地缘文化上寻觅，胡庆余堂筹建之际，胡雪岩就召集江浙名医以宋代皇家药典《太平惠民和剂局方》为基础，收集整理散落在民间的古方、验方、秘方，经应验有效，分类研制成丸散膏丹、胶油酒露等共432种中成药，编印成《胡庆余堂雪记丸散全集》，分送社会各界；还将"胡氏辟瘟丹"、"诸葛行军散"等特色中成药，由穿号衣（广告衫）组成的锣鼓队，在钱塘江水陆码头广为施送，因此胡庆余堂名声在筹备期业已名播遐迩。胡庆余堂开张那天，胡雪岩还在营业大厅的门楣上，挂上了一块特殊的匾额——"药局"，这在全国绝无仅有。过去的药业一般分为三类：向产地直接进货谓之药号，做批发称为药行，零售商就叫药店。而所谓"药局"，一般是指南宋官方制药机构——太平惠民和剂局。胡雪岩凭借着"二品顶戴"的特殊地位，经过清政府默许，才在私人店铺上仿效官方制药机构挂"药局"匾额，从中不难看出，胡庆余堂除了旨在传承南宋官方制药的全部精义外，也毫不掩饰"一统中药天下"之雄心，这多少诠释了胡庆余堂与中国中药文化发展的历史渊源。

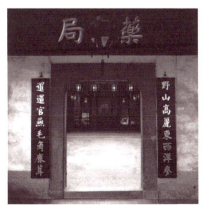

药局

胡庆余堂中药文化的人文内核

胡庆余堂中药文化的内核就是『戒欺』两字，一百多年来被奉为祖训，薪火相传，它不是一种说教，更像一种『宗教』的自律，在中药这个特定的载体上，启迪人的崇高，规范人的道德。中药得以治病救人，而弘扬中药文化的精髓，对当下构建和谐安康的社会，不啻为一帖良方。

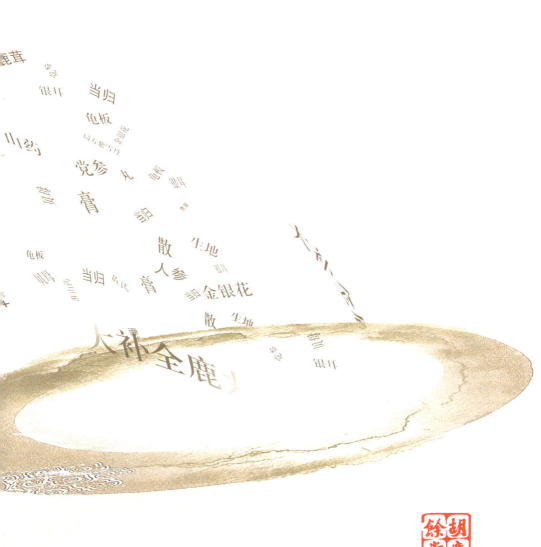

胡庆余堂中药文化的人文内核

[壹] "是乃仁术"

走进坐落于杭城历史文化街区的河坊街，一座高达12米的封火墙显得出类拔萃，墙上"胡庆余堂国药号"七个特大楷体字，浑

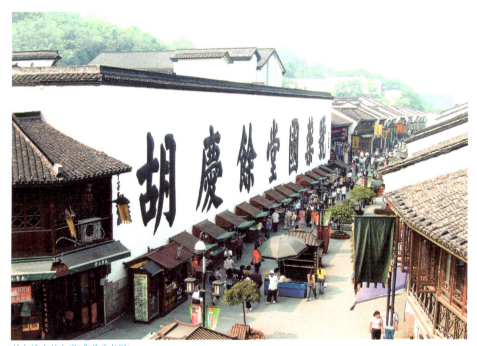

封火墙上的大字(章其炎书写)

厚遒劲，撼人心魄，这就是晚清商界巨擘胡雪岩创建的江南最大药府——胡庆余堂。高墙内一群恢宏的商业古建筑，在其所处的周遭环境中显得特立独行。漫步古建筑内，一股股浓郁的中药文化气息扑面而来，置身其中，心扉洞开。

和天底下所有的药店不同，步入胡庆余堂石库大门，映入眼帘的并不是常见的营业大厅，而是一块高高耸立的告示牌，牌上刻有"进内交易"四个金字，过门庭往左转，便是一条朱漆长廊，廊边一排长长的美人靠。廊外奇花烂漫，异草葱翠，修竹凝绿，流水潺潺。乍一看，仿佛走进了大户人家的后花园，而长廊右壁上那一溜黑底金字的药牌，又将人们的思路引领回来，此处仍是一座中药府。

据说当年建店时，主人指望店铺生机长存，授意将整座建筑营造成宛如仙鹤的形状。门庭是鹤首，长廊是鹤颈，沿着狭窄的长廊移步至廊亭便豁然开朗，那宽敞气派的营业大厅便是鹤身。"鹤身"内，宫灯高悬，朱柱擎天、飞檐镂格，雕梁画栋。顶棚玻璃透光明亮，厅堂陈设琳琅满目，这一切无不显示出主人显赫的声势和殷实的家藏。

然而，就在营业大厅照面的门楼上，镌刻着"是乃仁术"四个大字。《孟子·梁惠王上》中记载："无伤也，是乃仁术也。"旧时称医术为仁术，在中国古代社会中，医者享有崇高的地位，"不为良相则为良医"，这是士大夫的人生境界；"医者父母心"，这是黎民百姓对医师的认知。这四个字，也许最能诠释胡雪岩开药号的初衷。

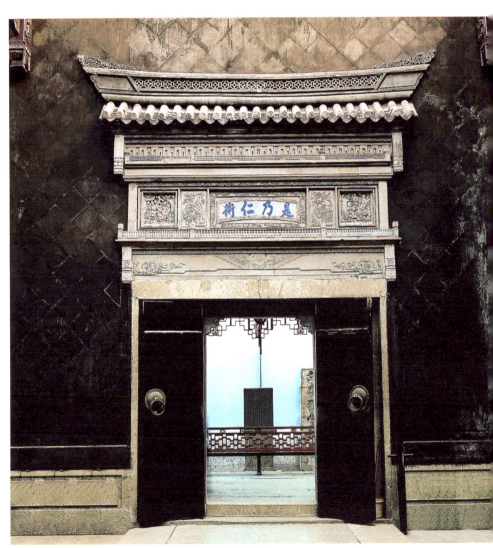

是乃仁术

一百多年来，就在"是乃仁术"精神的感召下，天下第一号"药局"赢得了"江南药王"的美誉，并撑起了中国中药的半壁江山。

胡庆余堂的老东家胡雪岩，当年为国内首富，他的产业涉及钱庄、当铺、丝绸、茶米、船业、军火等行当，头冠二品顶戴，身穿皇上赐予的黄马褂，亦官亦商。就在他事业鼎盛之际，却出乎意料地开办了一家药店，个中缘由，乃意味悠长。

19世纪中叶，我国战乱不息，民不聊生，西征大帅左宗棠是胡雪岩之旧交，从前线派专员找胡雪岩，说是军中药物匮乏，托他设法操办。胡雪岩介绍来人去望仙桥河下的叶种德堂药店，种德堂是杭城的老字号，财大气粗，没有把胡雪岩放在眼里，叶老板叫伙计敷衍了事。胡雪岩急忙再转人采办，才将药物备齐。那人走时，力劝胡雪岩自办药店。胡沉吟许久，心意欲动。这一年，恰巧他的一位姜室患病，聘了郎中诊脉开方，又派伙计去叶种德堂抓药，不料有几味药已霉变。胡雪岩再派人去交涉，哪知药未换成，反遭一阵讥笑："要好药？除非你胡大先生自己去开药店。"胡雪岩怒而放言："可恶之至！怎能拿人的生命当儿戏？莫非看我胡雪岩真的开不起药店！"于是，坊间就有了胡雪岩"一怒创堂"的开店传说。

至今，胡庆余堂大堂两侧仍挂有两块青龙招牌："饮和食德，俾寿而康。"从字面上看，说的是饮食适可，方能健康益寿。但也有懂行之人揭示："饮和食德"，意味着挤垮和吞并当年杭城的两家大药

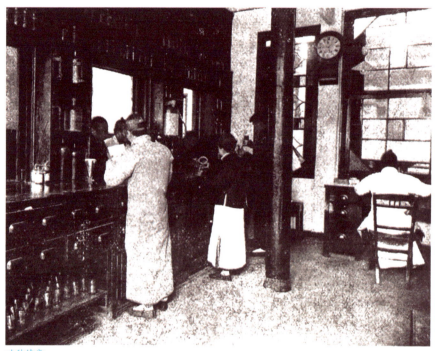

叶种德堂

房——许广和堂和叶种德堂。在这里,残酷的商业竞争似乎少了几分火药味,反而被赋予了浓郁的文化气息。

在重农轻商的封建社会,"行商"者的心智中,往往有一块鲜为人知的空白,它均等地为各类人留下了可施展的空间,用来补偿商人的内疚。胡雪岩是孝子,为了事业不得不悖母意而行事,为弥补不孝之名,开胡庆余堂,行善积德是最好的善举。他将自家的堂号冠以店名,显然,他是把药店当做"百年家业"来缔造的,期望子孙相

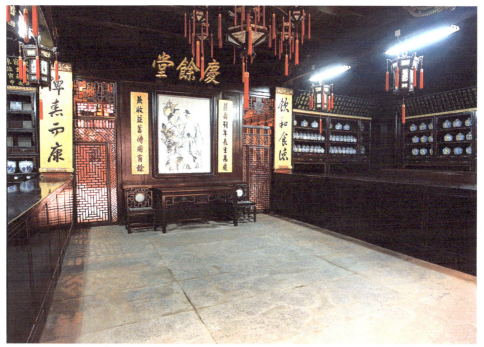

古建筑营业大厅

传。那么，胡雪岩是怎样立足于激烈的商战之中的呢？

　　吴山坐落于西湖之南，人称"佛山"。相传春秋时期，这里是吴国的边界，吴山因此得名。由于历史悠久，山上佛寺遍布，每年春暖花开之际，来自城外的善男信女，肩挎着朝山拜佛的香袋，成群结队地拥向这里，焚香祭拜，许愿还愿。由于香客游人络绎不绝，致使商贩云集，百戏杂陈，热闹非凡。大井巷是登吴山的必经之路，人流密集，生意自然兴隆。人们去杭州必至吴山，到吴山须经大井巷，过大井巷就可能光顾胡庆余堂,胡雪岩把店址选在这里,便先占尽了地利。

胡雪岩虽初涉药业,却出手不凡,无论是店堂设计抑或店内装饰,均让人耳目一新,过目不忘。这里,堂堂有匾,柱柱有联,高雅脱俗,别具一格。胡庆余堂所有的牌匾、楹联几乎都是供顾客观赏的,一律朝外悬挂。然而,唯有一块匾额却与众不同,它面朝店内,不为人知。那么,这是一块什么样的匾呢?

"凡百贸易均着不得欺字,药业关系性命,尤为万不可欺。余存

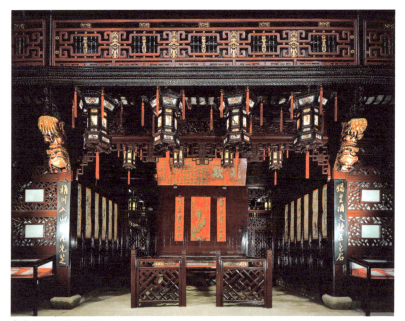

高悬内厅的"戒欺"匾

心济世,誓不以劣品弋取厚利,惟愿诸君心余之心。采办务真,修制务精,不至欺予以欺世人,是则造福冥冥……"开堂之初,胡雪岩亲笔跋文,用柚木雕琢"戒欺"一匾,高悬厅堂,奉为店训。胡庆余堂历久弥新的神奇答案尽显其中。

一百多年来,"采办务真,修制务精"的教诲深深地印刻在每一个员工的心底。采办务真,指的是入药的药材一定要真,除了真,还力求"道地"。中药讲究的是道地,天赐地与的自然之物,因"道地"的不同,药效会大相径庭。

创建之初,胡雪岩派人去产地收购各种道地药材。如去山东濮县采购驴皮,去淮河流域采购淮山药、生地、黄芪、金银花,去川贵采购当归、党参,去江西采购贝母、银耳,去汉阳采购龟板,去关外采购人参、鹿茸等等,从源头上就优选药材质地,确保药品质量。

"修制务精",这个"修"是中药制作的行业术语。"精"就是精益求精,制药力求精细。在胡庆余堂百余年历史中,流传着许多精心制药的故事。

胡氏秘制"辟瘟丹",是胡庆余堂的招牌药,由74味药材组成,味味都要选用道地的上等原料,其中有一味叫石龙子的药,俗称"四脚蛇",那是一种随处可觅的爬行小动物,以杭州灵隐、天竺一带的"铜石龙子"为最佳。其外形为金背白肚,背上纵横一条黄线。为了采集"铜石龙子",每年入夏,胡庆余堂的药工,偕师带徒,一起赴

灵隐、天竺捕捉。久而久之，连灵隐寺的
僧人也熟知这一惯例，只要听说胡庆余堂
来抓石龙子了，总会提供方便，沏茶引路，
采药济世。

　　胡庆余堂对中药的"较真"，近似于苛
刻，丝毫来不得半点马虎。《戒欺》提到了
"修制务精"，这"精"到底精细到什么程
度呢？

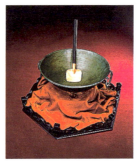

金铲银锅（国家一级文物）全
133克，银1835克

　　据古方记载，"局方紫雪丹"是一味镇惊通窍的急救药，胡雪岩
着手研制，投入不少名贵药材，却疗效不佳。他毅然决定重制，召
集了诸多名医，众人却面面相觑，无一对策。有一位老药工，欲言又
止。胡雪岩见状虚心讨教，老药工怵怵而言：他祖父相传，做紫雪丹
须用金铲银锅，如用铁锅铁铲熬拌，高温下其中几味药会与铁起化
学反应，殃及质量。胡雪岩当场拍板，遂召金银巧匠采办黄金和白
银，分别铸成金铲银锅。

　　有一天，一位老人前来为中新科举人的儿子求赐治癫狂病的良
药，胡雪岩讨教于老中医，说是要用"龙虎丹"。胡雪岩接过方子一
瞧，组方里含有一味剧毒药砒霜，炮制时必须把砒霜用布包裹起
来，放在豆腐里煮，使豆腐慢慢变灰黑色，将毒汁吸附在豆腐上，
砒霜毒性相对减少。另有巴豆霜也有大毒，与其他药料配制时，必须

"宰鹿"告示牌

拌得十分均匀,否则仍有中毒危险。胡雪岩唤人配齐方子,派药工在密室里,将药粉摊在竹匾上,用木棒反复磨写"龍虎"二字,先顺写,再倒写,非要写上999遍才应验,说是夜里药王托的梦。胡雪岩的真意,是想把药物拌匀以防不测,试想,写了999遍"龍虎"的药粉哪还有不匀之虞?至于药王托梦,无非是胡雪岩的一个托辞,而要求在密室里操作,想来大概是要操作药工集中精力,专注质量而已。

旧时药店供顾客休息的厅堂上,常挂一副对联:"修合无人见,存心有天知。"说的是卖药的人要靠自我约束,药店赚的是良心钱。一副中药的炮制,常常多达十几道工序,每个环节稍一疏忽,都会影响药效。生药材中含有不少对人体有毒有害的成分,必须经过规范炮制方可入药,这里的"修",是指药材的整理加工。"合"则是配方制作,它涉及药材的种类、产地、质量、数量等诸多因素,直接影响药物的疗效。丸、散、膏、丹的"修合"过程,大多沿袭古代"单方秘制"的传统惯例,神神秘秘 ,不容外人窥探。如果店家存心不良,以次充好或以少赚多,是很容易得手的,只有老天能知道你的诚心,于是便有了"修合无人见,存心有天知"的古训。

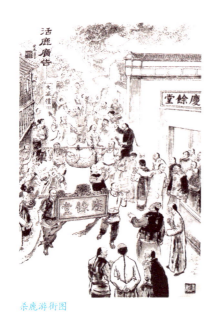
杀鹿游街图

为了使自己的诚信能让顾客触摸和感知，胡庆余堂在每次"修合"贵重成药之前，药店门口及周围一带会张贴告示，告白天下：胡庆余堂将制作×××药了。届时，恭迎民众入内察看。

至今，杭城的老百姓还流传着一则胡庆余堂"抬鹿游街"的故事。晚清、民国期间，胡庆余堂曾在南山路（涌金门旁）自辟养鹿场，饲养了一批东北梅花鹿，当要制作"大补全鹿丸"时，就叫一群伙计穿着标有"胡庆余堂"的号衣、抬着活鹿，扛着"本堂谨择×月×日黄道良辰，虔诚修合大补全鹿丸。胡庆余堂雪记主人启"的公告牌，敲锣打鼓游街一圈，然后回来当众宰杀，以示本堂货真无诈。

胡庆余堂"做药"可谓一丝不苟、精益求精，而贯穿在整个经营活动中，又怎一个"精"字了得！

中华古国，历代名医辈出、验方如山，但盗名欺世者也为数不少。胡庆余堂从创办之初，就注重礼仪延名医，重金求良方。清代末年，西风东渐，报业初兴。胡雪岩率先以"胡庆余堂"一个店铺的名义，启用新闻媒介，在上海《申报》上刊登广告索求人才。各地名医慕名而来，胡雪岩奉为座上宾，优以供给，择种留良。有一位义乌民间郎中，献出一本祖传秘方，经名医验证确为失传之良方，胡雪岩当即赉以重金，并委以店事。据厂史记载，治疗浮肿的"盆欢散"，治疗妇女病的"玉液金丹"，就是来源于这位义乌郎中的家藏验方。

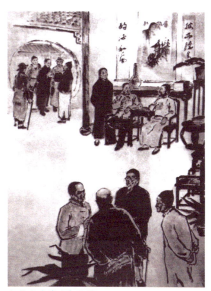

胡雪岩请名中医图

　　胡庆余堂开张的前三年，正是战火甫息、瘟疫流行之时，在杭州的水陆码头，活跃着一支身穿胡庆余堂号衣的队伍，他们一面大声高喊着胡庆余堂的店号，一面向上岸、下车的客商、香客，奉送"痧药"、"八宝红灵丹"等太平药，使外来人一到杭州，就知道有一家胡庆余堂。据说，这三年仅施舍"太平药"一项，竟达十万两纹银。开张那一天，大井巷人山人海，都被远道而来的老百姓挤满了。当时有个传言，连杭城所在地钱塘县和仁和县的两位县太爷，都迈不进胡庆余堂的门槛，一方面人多堵塞，另一方面，店堂里坐着一

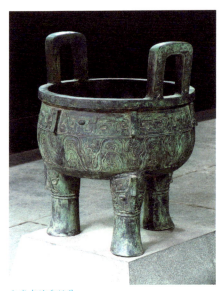

大堂中的香炉鼎

些权倾一时的大官,那七品芝麻官只能落得个望"门"兴叹!

胡雪岩就用这种"劳民伤财"的举措,撑起了胡庆余堂"悬壶济世"的幡旗,其本意是准备用良知,为自己的事业画上圆满的句号。

在胡庆余堂大堂的中央,置放着一个硕大的香炉,这个香炉轻易不用,一用就是告诉人们,胡庆余堂发生了异乎寻常的事情。

一天,店里来了一位湖州香客,要买五盒"虎骨追风膏",他取药后迟疑地用鼻嗅了一下。那天,胡雪岩恰好在店堂,就径直相问:"老爹,有什么差错?""味儿不对呀!"老爹接着说:"和以前的味道不一样,有一股刺鼻的怪味儿。"胡雪岩琢磨:难道是因为改变贮藏药柜而串味了?他当机立断,投入香炉焚烧了这批药,并唤来伙计重新配制后递给老爹。老人大乐,问伙计道:"那位先生,就是你们东家吗?"伙计点头:"正是我们东家,杭州胡雪岩胡大官人。"

"哦!我早就听说了,开粥场大施药的就是他,我真不敢相信,竟有这样的买卖人，今天我见到了，见到了。"

　　胡庆余堂"戒欺"匾挂在店堂内，是对本堂员工的嘱咐和告诫，练的是内功。而在营业店堂的正上方，却又悬挂着一块"真

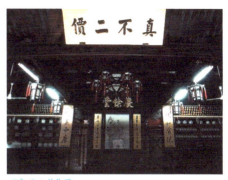

"真不二价"匾

不二价"的金字大匾，这又意味着什么？传说在古代有个叫韩康的人，精通医药，以采药卖药为生，市场上别的卖药者常常以次充好，以假乱真，买卖时讨价还价喋喋不休。而韩康卖的都是货真价实的药材，他不容还价，他说好药就值这个价，叫"真不二价"。胡雪岩引用"真不二价"，就是向顾客正言，胡庆余堂的药，货真价实，童叟无欺，只卖一个价。有趣的是，把这四个字反过来读便为"价二不真"，谁愿意买价廉而物劣的药品呢？

　　胡雪岩不愧是一个深谙经营的巨匠，在他的经营活动中，还非常重视对员工的教诲。他把"顾客乃养命之源"写入店规之中，教育员工把顾客当做自己的衣食父母，兢兢业业为顾客服务。1986年，中国社会科学院院长马洪来胡庆余堂视察时，听介绍胡庆余堂把"顾客乃养命之源"写入店规后惊叹不已。他说：日本人标榜自己，是他们率先提出"顾客是上帝"的观念，而胡庆余堂早在一百多年

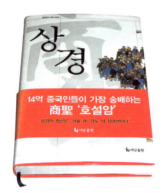

韩国出版的《胡雪岩商经》

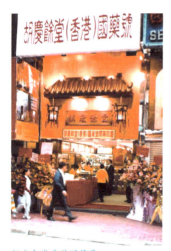

胡庆余堂香港国药号

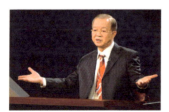

台湾曾仕强教授走上央视"百家讲坛"

前，就将顾客提升到"养命之源"的高度来认识，其哲理比日本人的"顾客是上帝"，时间更早，涵义更深，真是了不得。

胡庆余堂中药文化不仅植根于大陆，在海外炎黄子孙的血脉里也能找到这种文化的认同。自台湾著名作家高阳的历史小说《胡雪岩全传》问世后，胡庆余堂的名声在东南亚一带不胫而走，深入人心。在当地的华裔商圈内，将胡雪岩奉为"财神"，流行着"古有先秦陶朱公，近有晚清胡雪岩"、"经商要学胡雪岩，当官要学曾国藩"的说法。中国式管理大师、台湾师范大学教授曾仕强潜心研究胡雪岩十余年，曾几度亲临大陆讲学，并荣登中央电视台主讲"胡雪岩启示"，尽展红顶商人跌宕起伏的人生经历，倾诉胡庆余堂中药文化的心灵启示。

自古以来，商人总是熙熙攘攘为利而往，胡雪岩作为一介商人，在事业的开拓上也"在商言商"，极尽其所能；然而在他事业的终极线上，换言之，在对他留存历史或影响历史的价值评判上，却绽放出"是乃仁术"的光焰。

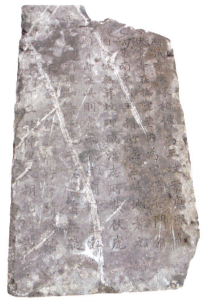

伏虎庙残留的石碑

[贰] "商道懿行"

在经营胡庆余堂的十年中，恰是胡雪岩事业的巅峰期。面对着晚清社会动荡不安、草菅人命的惨景，他怀抱着一颗"救赎性命、反哺民生"的良知，将胡庆余堂历年积攒的利润，悉数资助公益事业，由于他的善举，在江浙一带赢得了响当当的"胡大善人"名声。他有一句话常挂在嘴边："要想做善事，手中先有钱。"胡雪岩的乐善好施是有口皆碑的，至今杭城还留存有不少记载着胡雪岩捐献的碑刻，流传着许多颇为动人的故事。

每逢大的灾荒，胡雪岩总是慷慨解囊，鼎力相助。同治十年（1871），河北、湖北两省遭受水灾，胡雪岩奉母胡金氏之命，捐献棉衣15000件，捐银1万两，并捐牛具、籽种等。同治十一年（1872），甘肃省遭遇风雪冻灾，胡雪岩母亲正过七十大寿，她吩咐家人，将她的私房钱捐献，加制厚棉衣2万件，胡雪岩之妾螺蛳太太又加捐厚棉裤8千条。光绪三年（1877），陕西省旱灾，胡雪岩拟捐银2万两、白米15000石，后因远途运输困难，将白米15000石折成3万两银共捐银5万两。后又捐输江苏沭阳县赈务制钱3万串。捐输山东白银2万两、白米5000石、制钱3100串、新棉衣3万件。捐输河南银15000两。为此左宗棠向皇帝递上《请赏道员胡光墉母匾额折》，历数胡雪岩和他母亲对各地的捐款、捐米、捐衣赈灾救济的事迹，使胡母获慈禧太后亲赐"淑德彰闻"匾额及"正一品夫人"封诰。并使得胡雪岩在杭城元宝街的住宅得以高起门楼，连浙江巡抚到胡家，也需在大门外下轿，因为巡抚只是正二品。这在汉人的官员商贾中是件了不起的事。

胡雪岩还为清末"四大奇案"之一的当事人杨乃武、小白菜慷慨解囊。杨乃武（1841—1914）世居余杭县城，20岁考取秀才，32岁考中举人。他为人正直，不愿对官吏劣绅阿谀逢迎，倒常为小民百姓打抱不平。余杭县城一家豆腐作坊有个叫葛品连的店伙，娶容貌秀丽的毕秀姑为妻。秀姑绿衣白裙，人称"小白菜"，婚后租杨乃武家的空房一间，秀姑常帮杨家干些杂务，杨乃武也教秀姑识字。日子一长，有人放出杨乃武奸占小白菜的谣言，甚至还贴出"羊（杨）吃白菜"的招贴，葛品连起了疑心。为了避嫌，杨乃武要葛品连夫妇搬家。余杭知县的大公子刘子翰趁机通过县衙女佣以做针线活为名，把秀姑骗去，并以暴力奸污。其后葛品连因病去世，本来只是正常死亡，但在刘公子操纵下，那些昏庸的官员，反而将杨乃武与小白菜屈打成招，险些无辜受戮。这件事让胡雪岩知道后，他四处奔走，专门拜访回老家办理丧事的翰林院编修夏同善，向他诉说杨乃武的冤情，要他回京后向同僚进言，重审此案。同治十三年（1874），胡雪岩出资白银200两，由杨乃武的胞姐杨菊贞陪同杨之妻、子两人，经过一个多月的长途跋涉，再次来到北京，拜见了夏同善，送上控诉状，又遍访在京的浙江籍大小官员30余人，接着向刑部、都察院投诉。夏同善不忘胡雪岩的重托，多次访问户部尚书、都察院左都御史翁同龢，恳求他去查阅浙江审理该案的全部卷宗。后在翁同龢等人的努力下，慈禧、慈安两宫皇太后亲下谕旨，重理此案。但由于办案人员一拖再拖，案子悬而未决，慈禧太后指派浙江学政胡瑞澜以钦差大臣的身份赴杭复审，不懂刑律的胡瑞澜滥施酷刑，维持原判。直到光绪元年（1875），夏同善等浙籍京官联名上书奏明此案不明，只恐浙江将无人肯读书进取，一致要求提京复查。清廷下旨刑部，于光绪二年（1876），将葛品连棺木移往京师，当众验明死者实系病亡。至此，这一历时三年多的大案才真相大白，杨乃武和小白菜的冤情才得以彻底昭雪。胡雪岩匡扶正义，救人于水火之中，非此转折，冥冥之中又多了两个屈死鬼。

　　胡雪岩发起兴办钱江义渡，更是惠及百姓、流芳百世的善举。当时，杭州钱塘江上还没有一座桥梁，对江绍兴、金华等上八府一带百姓进入杭州城都要从西兴乘小船过江，到望江门上岸。江上风浪大，容易出险。同治三年（1864）起，胡雪岩利用自己的社会声誉和经济实力，报经省巡抚批准，历时5年筹措，独资捐助白银十万两，在江干三廊庙和萧山西兴长河之间建造码头，打造数艘方头平底大船，开设钱江义渡，免费为过江行人摆渡，极大地方便了往返于钱江两岸的民众，在杭州城内获得一片赞誉之声。这一义渡开始时遭到一些船老大的反对，他们聚众闹事，因为义渡一办，他们无法敲诈民众，官府为此特发通告对肇事者严惩不贷。杭州知府段光

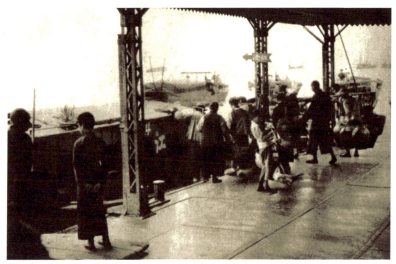

浙江第一码头（钱江义渡原址）

清在《镜湖自传年谱》中记载:"胡在钱江义渡的捐款簿上首写捐银十万两。"并说此事"至少能使受益五十年至一百年"。光绪八年（1882），应宝时撰的《铸钱塘江义渡碑记》总结了钱江义渡的情况:钱江义渡古未有之。同治三年，粤匪初退之后杭绅胡光墉时方主善后事，垂念钱塘江中，渡船以多得钱为利，人众载重，又不论潮涨风大，黑夜贪渡，往往至倾覆，虽悯之无法可拯也……"义渡兴办十八年来，钱江两岸未发生有覆舟死亡事件，胡雪岩这一善举深得人心，后人立碑为记。

光绪年间，胡雪岩曾两次东渡日本，每见中国流失在东瀛的文物，即出重金购回，使其重归国土。他不惜巨资，从日本定制大小铜钟40余口，分别赠送浙江各大寺院。如今，五云山的真际寺、西湖岳王庙、湖州铁佛寺等均留存着"钱塘弟子胡光

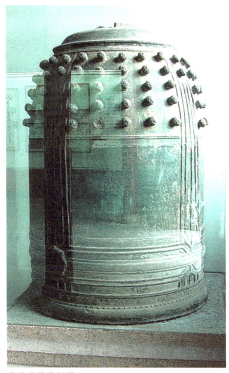

岳王庙里的铜钟

塘敬助"之铜钟。光绪七年(1881),胡雪岩正室夫人陆氏出资铸造一口铜钟,捐赠给万松岭的地藏殿,钟身四周刻有"法轮常转,皇图永固,常道遐昌,佛日增辉"字样,落款是"钱塘信女庆余堂胡门陆氏重建"。

昔日吴山火警瞭望台下,曾空悬一口特大铜钟,重约20吨。不仅铜质优良,并浇铸入部分银子,故而钟声宏亮,扬遍杭城。如遇火警,瞭望人员击钟报警,先是乱击数十下后略停片刻,待市民注意后,再以火警发生地在上、中、下城区,分击"一、二、三"下。此钟为当时必不可少的火警通报设备,这一特大铜钟也由胡雪岩出巨资铸成。

在胡庆余堂老药工的口头相传中,当年胡雪岩"开仓济世"的故事,讲起来格外意味深长。其实,胡雪岩在创办胡庆余堂之前,就已经在杭州直吉祥巷九间头备制中成药了。同治三年(1864),新疆库车、伊犁等地相继爆发了反清事件,先后在天山南北建立了五个封建割据政权。正值国难当头,左宗棠奉命西征,因战火蔓延,瘟疫流行,西征士兵染病者众多,直接动摇了军心。在这种情况下,胡雪岩急国家之所急,就地广邀江浙名医,研制出"胡氏辟瘟丹"、"诸葛行军散"等药,施送给左宗棠所部和灾区陕、甘等省各藩署。有志为记:"历年解陕甘各军营应验膏丹丸散及道地药材,凡西北觅不出者,无不应时而至。"胡庆余堂创建后的有一年,江南一带旱涝交替,饿殍遍野,瘟疫再度爆发,胡庆余堂在国难危机中毅然决然地

"开仓济世"，倾其所存有效药物一律分送给遇难民众。当库房清空时，胡雪岩再下令：紧急赶制不得有误。以致瘟疫平息后，每年春夏之交的流行季节，各地索药者仍络绎不绝，日不暇给，历时达十年之久。

胡雪岩一生做了许多好事。有些善事都做成了定规定矩，每逢战乱及荒年，他设粥场，发米票，捐药。天寒地冻之时他施舍棉衣，直到他破产那年，也没中断过。光绪《杭州府志》载道：光墉（字雪岩）性好善，里中善举义事，皆力为之。

正当胡雪岩的生意如日中天之时，突然一夜之间，他所有的钱庄、银号尽数倒闭。其中的缘由是，胡雪岩在与洋商做蚕丝生意时，力图遏制洋人，维护江南蚕农的利益，孤军作战，因判断商情失误，发生了严重的亏损。清政府不但不予援手，反而乘人之危，落井下石。当时上海"关道"请胡雪岩作担保，向外商借得一笔款子，此时正好到期。听说胡雪岩丝业失利，竟乘机拒付本息，外商便向保人胡雪岩索债，使之陷入困境，雪上加霜。消息传出，存户争相前往胡雪岩的 钱庄、银号挤兑，致使胡雪岩家资馨尽，不得不宣布破产。不久，胡雪岩抑郁而死。

为什么一代豪商胡雪岩的主业一夜破产，惟独做善事的胡庆余堂药号，却能独善其身？胡雪岩缔造了胡庆余堂，而胡庆余堂又为胡雪岩百年圆梦。一百多年来，在代代相传的一个个中药文化的故事里，几乎都蕴含着胡庆余堂"商道懿行"的玄思哲理。

[叁]胡雪岩与胡庆余堂的儒商精神

徽商巨子胡雪岩在他事业顶峰阶段,投资数十万两白银,在杭州吴山脚下开设了胡庆余堂国药号,这是他相当用心的一份产业。胡雪岩从盛极到衰落,他的成败得失,功过是非,自有后人评说。他唯一留存的这爿老店,在历史的深处不断地飘来一缕缕淡淡的药香。一座建筑无论多么华丽、坚固,它总是有褪色和衰败的一天;一种精神、一种理念、一种文化,却可以穿越历史的时空,永久地留给后世。

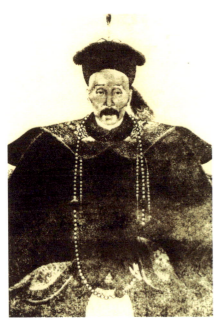

红顶商人胡光墉(字雪岩)画像,曾孙胡亚光作

胡雪岩生逢乱世,借助于权贵政要游弋商海,由一个钱庄"跑街"的小伙计,一跃变为富可敌国的"红顶商人"。他大起大落的人生,对晚清后期中国东南一带的政治、经济、民生都产生过重大影响,被称为中国封建社会最后一个传奇商人。

胡雪岩少时家境清贫,父亲胡鹿泉(号芝田)自幼好读书,有高士风节。"穷则独善其身"的儒家教化和家庭熏陶,给胡雪岩的人生留下深刻烙印。胡雪岩曾孙、书画家胡亚光在他撰写的《安定遗闻》中曰:"先曾祖光墉公,字雪岩,少式微,不暇攻诗书,学贾于阜康钱肆……公性纯厚,事先高祖母尤孝……先高祖母晚年病几殆,公尝粪割股,祷天求之,病良已,称药量水必躬亲其役,孝亲之心虽终身不渝也,待人接物尤称宽恕……当粤寇困杭城时,公不避艰险,微服赴申,采办米粮五万石,将以拯垂毙之军民也。及舟至江上,杭破已二日矣。公慨然曰:今若此,不如报效国军之为佳,乃单骑诣左宗棠营,尽献之。……"一个读书不多、粗通文墨的商人能明事理识大体,以儒家"忠君和孝母"规范个人行为,是胡雪岩人品的一个起点。在他的经商过程中,既精于策划,审时度势,更能理俗相通,亦贾亦儒。很显然,胡雪岩把儒商理念作为商人的理想和人格来追求,这与徽商所倡导的文化氛围有关。纵

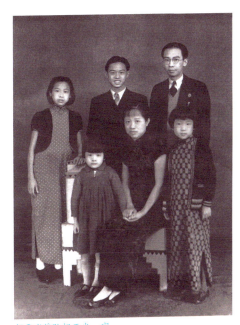

胡雪岩曾孙胡亚光一家

观徽商的先祖，宋明理学的集大成者、理学大师朱熹及清代著名皖派朴学大师戴震等先贤，都曾习商而后成为一代大学问家。理学传统的影响，民情风俗的熏陶，这种儒风绵绵的人文环境，对推崇"达则兼济天下"的胡雪岩实在影响太大了。

在漫长的封建社会里，儒家学说对世人曾产生过潜移默化的影响，如：今生重于来世、家庭重于个人、道义重于富贵、利他利己并重、安于命运而不放弃责任，这些影响力都直接或间接地对塑造一个人内心的信念产生过作用。从胡雪岩的人生轨迹及创办胡庆余堂的经商活动中，可以寻找到这种儒商所具备的担当精神，一种"己欲立而立人，己欲达而达人"的社会责任感。

资助王有龄是胡雪岩事业腾飞的第一步。广交朋友，诚信待人，是做人的一种品格。有人认为胡雪岩资助王有龄是一种投机或投资行为。他冒着被钱庄解雇的风险，挪用五百两银子给王有龄作赴京补缺的盘缠，才有后来的生死相交。这是一种勉强的后知后觉的解释，深层次的理解应认为，这是胡雪岩对读书人"学而优则仕"的儒家入世思想的崇敬。诚然，这种急公好义的性格，确实给他以后的命运改变提供了机遇。

胡雪岩身体力行"商道即人道"的理念。与人相交，温良恭谦让；与人合作，君子坦荡荡；言必信、信必果；信以义行，诚以待客；特别是"义"和"利"更是商人们争论把握的重要命题。孔子曰："事罕言利"（《论语·事罕》）。就是说孔子很少言利的，包括孟子，都是勇于言义而羞于言利之人。"君子喻于义，小人喻于利"（《论语·里仁》），他们倡导的都是先义后利，以义制利，义利合一。清道光年间安徽黟县有个徽商说："钱，泉也，如流泉然，有源斯有流，今之又挟诈生财者，自塞其源也。""义"和"利"好比"源"和"流"。有源才有流，以利为利，是自塞其流，自断其源。而以义为利，短期利益可能受损，却能获得人们的信任，最终谋利更大，以致源远流长。

胡雪岩有一句名言："人贪近利，我图远功。"他更是直截了当地说："有三种钱我不能赚。一是要烫手的钱；二是要坑害同行、朋友的钱；三是要贻害社会的钱。胡雪岩在创办胡庆余堂之前，免费施药、施米、施衣，赈济灾民，这种标杆式的社会责任所带来的社会效应，在现实生活中会被放大，为他后期商业事业的运作起到了推动作用。

任何一个商人，都会面对两种境界：一是"在商言商"，在其经营范围内，必定为牟取利润、获得利益，进行预测、规划和投资而竭尽其力，应该说这合乎人情，这是纯商业思考。另一种是："人在商界中，心在商界外。"一个商人的成功，主要不在他对商业本身规律的了解，而是在于是否具有第二种境界，也就是儒商所具备的品质——对社会的责任感。胡雪岩在其经营胡庆余堂的过程中，充分显现了这种境界，他以儒家的气度，儒家的道德准则，志存高远，赢得了民众对胡庆余堂品牌的良好口碑，他的事业的发展也有赖于这种精神的延续。

当我们走进胡庆余堂店堂时，触目可见林林总总的楹联匾额及精致无比的砖雕石刻，这些历尽一百余年的文化载体，均凝聚着开山鼻祖胡雪岩的良苦用心。

"是乃仁术"，旧时称医术为仁术。"仁"是儒家学说的核心和理想，"仁者寿"也是胡雪岩济世为先、送药数年的最终夙愿。"戒欺"匾不过寥寥百字，但它通篇流溢着道德的自律和对中国传统文化的秉承，戒欺诚信乃为人之本，是对自己操行的恪守。"己所不欲，勿施于人"，这是人道的又一基本原则，只有这样，人际关系才能和谐，生意才至于隆达。反之，人际关系恶化，众叛亲离，最后走投无路。正如孔子所言："人而无信，不知其可也。"(《论语·为政篇》)

"戒欺"是针对企业管理者和员工自身的，讲的是德行，炼的是心智。胡雪岩深谙"顾客是养命之源"的道理，他告诫店员要礼貌待人，态度要和颜悦色，见顾客进门，必须站在柜台前迎候，不能让顾客在柜台外叫喊，要百问不厌，耐心回答。顾客购买单味药材，应主动介绍药材的性能、服法和注意事项。收银找银交代清楚，遇脾气生硬的顾客更须耐心，切忌争吵。如遇药品串味、破碎或虫蛀等质次药品，须主动丢入大香炉里焚毁，另外重配质优的药品，让顾客满意而归。贵重药品人参、鹿茸、虫草等必须经生石灰镪过才能出售，绝不容许短少分量。夏令花露当年卖不完过了夏季就全部倒掉，来年重新配制。

胡雪岩在开店之初，早就在丸药仿单上印有"修合虽无人见，存心自有天知"的对句。胡雪岩对道德的自律，在他开店初编纂的《浙杭胡庆余堂雪记丸散全集》的经典序言中更是铿锵有声：

"……药之真伪视乎心之真伪而已，嗜利之徒以伪混真，其心固不可问，即使尽力采办，不惜重资，而配合时铺友或偶涉粗忽，未能调剂得宜等分适合，无论有心无心，总之一经差错主人和铺友皆无以自问其心，爰集同人悉心拣选，精益求精，慎之又慎，莫谓人不及见，须知天理昭彰，近报己身，远报儿孙，可不儆乎？可不惧乎？……"拳拳之心，谆谆告诫，振聋发聩。

儒家思想的基本准则为"仁、义、礼、智、信"，其实质就是注重"德"的培养。"道"靠传承，"德"靠修炼。耕心制药，便是胡雪岩对"德"的一种人性解读，用来修身、养性、整饬和完善自己的人格。孟子曰："存其心，养其性，所以事天下也，夭寿不贰，修养以俟之，所以立命也。"《孟子·尽心上》），"养心莫善于寡欲"（《礼记·大学篇》）。儒家曾对修身养性做过系统的理论概括，提出修身养性之道在于正心，心正而后身修，身修而后家齐，家齐而后国治，国治而后天下平的理论。胡雪岩在他自己的账房间挂上"耕心草堂"的

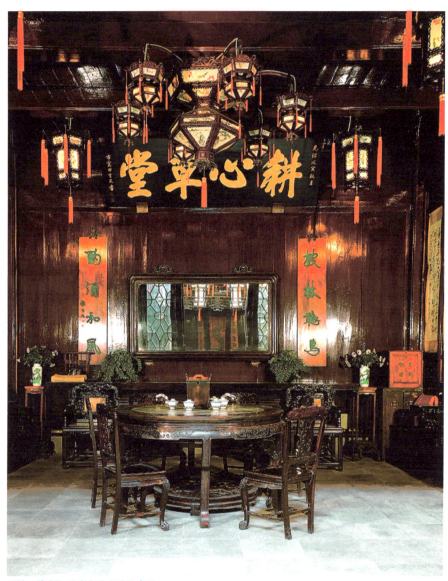

"耕心草堂"，当年胡雪岩的账房间

匾额。"草堂"是住所、书斋的一种平民化称谓。"耕心",思想劳作也,是个人追求人格完善的过程。耕"心"是为了种"德",是磨炼一个商人在成功或失败时的一种精神境界。胡雪岩有一句口头语:"前半夜想想自己,后半夜想想别人。"还说:"我看人总是往好处看,我不相信世界上有坏人,没有本事才干坏事。既然做坏事的人没有本事,也就不必去怕他们了。"这都是他"推己及人"的精神写照。其他如"摄生"、"养性"、"饮和食德,俾寿而康"等字牌,从字眼上来看,似乎在说中药调理与饮食调和对健康至关重要,其实在讲人生态度。所以说,君子品格的形成决非一朝一夕之功。

胡庆余堂在胡雪岩的全部事业生涯中,仅占很小的一部分。它的名声之所以能流传至今,得益于传统义利观的延续和传承。而胡庆余堂恰好承载了其全部精神内核和实物遗存,所以一些国内专家宣称,胡庆余堂中药文化将成为祖国中药文化的"活化石"。

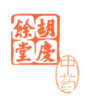

胡庆余堂中药文化的传统理念

『传统』和『现代』不是对立关系，而是一种传承。传统的中药整炮和制备技艺，在大工业生产浪潮的推进下，形成了『孤岛』现象。胡庆余堂传承的法则是，用文化载体得以规范，用历史高度加以保护，在中药从传统走向现代的路径中，共同寻觅行将消逝的集体记忆。

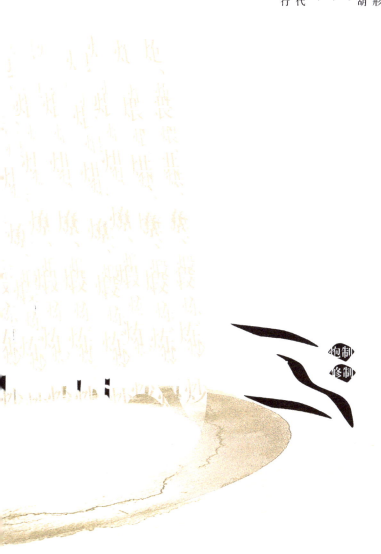

胡庆余堂中药文化的传统理念

[壹]解读胡庆余堂传统中药技艺

胡庆余堂初创期，胡雪岩麋集了大江南北一批中药界精英，留下了很多稀缺的中药制作技艺。为了使口头相传的技艺，得以保护和传承，当年的胡庆余堂药工用毛笔将这些"处方和工艺"书写成

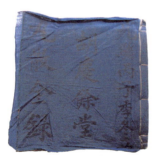

胡庆余堂"堂簿"

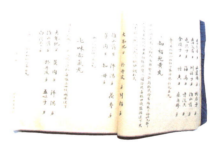

胡庆余堂"堂簿"内页

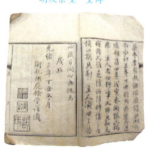

光绪三年《浙杭胡庆余堂雪记丸散全集》

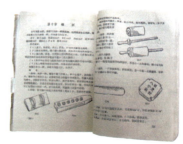

《中成药总论》

《光绪丙子冬胡庆余堂丸散全集》(孤本)，因为文字中记载了某些炮制"绝活"不宜外传，所以一直以来被胡庆余堂奉为"堂簿"。光绪三年(1877)，胡庆余堂出了一本木刻水印版的《浙杭胡庆余堂雪记丸散全集》，将胡庆余堂生产的各类制剂的品名、主治、功效、服用及禁忌都载入此册，但唯独隐去了制剂处方和炮制工艺。一直到1960年，胡庆余堂才首次向社会公开披露，将所有中成药的泡制工艺和传统处方，汇编成《中成药总论》一书，以浙江省卫生厅的名义出版发行，作为全省中药企业的工艺标准和行业规范。1961年，省卫生厅批准胡庆余堂中药制剂学校成立。从此，胡庆余堂传统中药制剂被列入"教科书"，为国家培育了莘莘学子。

中药制剂十分注重炮制，而炮制恰是中药工艺之精华所在。早在南北朝时期，药学家雷敩以其所著《炮炙论》而留名于世。该书又称为《雷公炮炙论》或《炮炙方》，为现存最早的炮炙专著，奠定了我国中药在炮制学上的基础。坊间早有"炮制不明，药性不确，则汤方无准而症

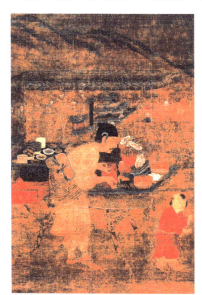

古代中药炮制场景图

不验也"之说。胡庆余堂历来讲究遵古炮制,凡学徒进门头三年,必先过"炮制"这一关,如果学不好炮制,就不能升为"长衫"先生(即管理者),所以在胡庆余堂老药工中就管"炮制"叫"修制"。

炮制方法分为五大类:火制、水制、水火合制、不水火制和其他法制。

1. 火制

火制是将药物直接或间接放置火上,使其干燥、松脆、焦黄或炭化。主要是采取炮、煨、烘、燎、煅、炼、炒等方法。

(1)炮:即将药物切成小块,置高热的铁锅中,急炒片刻,迅速取出,使表面焦黑爆裂并有部分炭化,但内部的挥发性成分仍未完全散失,如干姜制成炮姜,即以此法操作,古人谓干姜为发表散寒,而炮姜则温中祛寒,有守而不走的作用。

(2)煨:是将麦粉或草纸加水润湿,裹于药物表面,稍干后埋在热灰中或置于弱火中烘烤,如肉豆蔻用麦粉和水调匀捏成皮子,裹在外面,置火中煨之,当外皮焦黑时取出,待冷剥除。如生姜用湿草纸包裹,在火中煨成焦黑后,取出剥除之。这种方法是利用麦粉和草纸吸收其一部分挥发性物质或油粉,减低药物的刺激性而缓和其作用。

(3)烘:烘与焙同是将药物置铁丝匾或竹匾中放在火上使其干燥的方法,便于粉碎和贮藏。一般烘干的温度,视药物性质不同而有所差异，"文火"约在40℃~50℃,如烘菊花、金银花、当归、防风等芳香性花朵和薄片。"旺火"在60℃以上，如烘水蛭、地鳖虫、泽泻、白扁豆等动物性和不含挥发性的药物,烘的过程中,凡旺火常需翻动,文火可不必常翻,烘与焙实无多大差别。

（4）燎：即将药物之外毛用火烧去。如动物药之刺猬皮,用此法烧去其短刺毛,以免刺手；植物药之升麻、香附等,产地加工时,就用燎法将细毛烧去,使其洁净。

（5）煅：是将药物直接放于炭火内烧至红透,或放于耐火的器皿中间接火煅。煅的温度一般均为700℃~800℃之间,视药物性质不同,操作也略有区别,如龙骨、龙齿等置铁丝网上于火中煅到有爆声,其色由白变成灰色即可；石膏、花蕊石、阳起石、蛇含石、牡蛎壳等,于火中直接煅至红色；青礞石置铁罐中,由青色煅至黄色；绿矾置黄砂缸中由绿色煅至红绛色。煅法多用于矿物及贝壳类药物,其目的是使物质的组织结构变松脆,以便于粉碎和煎服。且经过煅后,部分物质起化学变化生成氧化物,同时将有机物烧尽,能使药物更为纯净。

（6）炼：即将药物置锅中用火煎熬,如炼蜂蜜,使水分蒸发,防止变质；又如炼制升药,系用水银、火硝及明矾,一同放入小铁锅中,以碗覆盖,在炭火炉上炼制,使其升华成为升药。

（7）炒：即将药物放入铁锅和铜锅内,以铁铲搅拌,在干热的情况下，将药物炒成黄色或黑色或变热。在炮制法中，这是最常用的操作法。由于使用的目的不同，炒的方法也有差异，兹分述如下：

①清炒：药物入锅内炒至黄色，以能嗅到药物散发固有的气味为度。其目的是，药物炒后，其中某些成分可能破坏，或者某些挥发性成分也挥发了一部分，可和缓其作用，如黄芩、枳实、补骨脂、益智仁等；经炒后具有焦香的气味，可以增加芳香健胃的作用，如谷芽、麦芽、白扁豆等；此外，经炒后也可使药物松脆绽裂，易于煎透，如种子类的紫苏子、莱菔子、牛蒡子等。常用药物中，需要炒的约有70种左右。

②蜜炒：亦称蜜炙。即将蜂蜜置锅中煎之，使成淡红色的炼蜜，然后加入药物中炒。如果蜜太黏，可略洒开水，炒至蜜汁全部吸入，色现焦黄为度，蜜的用量，一般是药料的25%~30%，如黄芪每斤用蜜5两，甘草、款冬瓜每斤用蜜4两，炒时应注意蜜的老嫩，因太老则黏，不易拌匀，太嫩则水分不易干燥，影响质量，故须掌握适当程度为宜。蜜炒的目的是可增加滋补（如黄芪、甘草等）、滋润（如紫菀、枇杷叶等）、矫味（如马兜铃、百部等）的作用，并可除去药物不快之气嗅。

③麦炒、蜜麦炒：先将麦皮用炼蜜拌匀入锅炒燥候用，操作时将适量麦皮放入锅内，并将药物加入，以铁铲迅速拌翻，当有烟升起时，立即铲出。如要深黄色，可焖稍长时间，若仅需微黄，宜即筛去麦皮。如白术、泽泻等。麦炒的目的，古人谓之可得谷气，过去因

为蜜麦遇热易起浓烟，药物经烟熏即呈黄色，且色泽一致而美观，故常用此法。

④盐炒：是将食盐置锅中炒燥使热，即将药物加入拌炒，至发胖呈微黄色为度。如枸杞子、怀牛膝等。采用此法可使受热均匀，防止焦化。但应注意火力不宜太旺，以免焦黑。又有盐水炒：如将杜仲放锅内炒至焦黑色，即将盐水洒入，继续炒燥为度，盐的用量为3%。又如补骨脂、黄柏等也用盐水炒，盐的用量为2%。盐炒的目的，古人谓咸味下走肾经，治腰膝之病，疗效更佳。

⑤酒炒：是将药物置锅内加热，随炒随洒入黄酒（绍兴酒）使呈黄色，但这样操作不易均匀，现采用先将酒洒入药物中拌匀，酒的用量略有多少。如白芍加2.5%（分三次洒入），当归加2%（分三次洒入），常山加10%（拌匀使吸入），然后晾干再炒，以免药片卷曲不平。酒炒的目的，能增加发散、镇痛（如白芍）、活血（如当归）、镇吐（如常山）等作用。

⑥醋炒：是将药物置锅内加热，随炒随洒入米醋，并均匀搅拌至焦黄色为度，如玄胡索、蓬莪术、三棱等，醋的用量为2.5%。醋炒的目的，古人谓有入肝、收敛、消积聚、止痛等作用。现代学说谓可使所含生物碱成盐，以溶解于水，提高疗效。

⑦土炒：先将黄土置锅中炒燥，再用药物加入拌炒呈焦黄色，如白术等。古人谓土炒能和中健脾，但事实上经土炒后药物表面肮

脏,药汁沉淀如泥浆,故土炒法早已被废除。

⑧米炒:是先将粳米炒至微黄,然后将药物放入拌炒,不断翻铲,至米呈焦黄,药呈黄色微有焦点,且能嗅到药的香气为度,如党参、于术、北沙参等。米的用量一般为药物的30%,炒成后将米筛去,米炒的目的,古人谓可增加健脾和中的作用。

⑨炒焦:基本上与清炒相同,其程度较清炒为深,而较炒炭为浅,炒至使药物表面呈焦黑色为度,如神曲、山栀等,其目的也和清炒相似。

⑩炒松:将药物置锅中用文火加热,炒至质松发胖。如生地黄、熟地黄等。炒松的目的,是使其黏性减弱,性质缓和,以免妨碍消化。

⑪炒透:炒透与炒松大致相同,使药物的油脂或蜡质除去一部分,则质松发脆,如没药炒去油,干漆炒至烟尽,目的是减少其刺激性和毒性。

⑫炒炭:将药物置锅中,用武火翻炒,或文火长时间翻炒,至外面转黑,内部焦黄而黑,成为炭化,如地榆炭、棕榈炭、侧柏炭、荆芥炭等。但炒炭必须注意"存性",所谓"存性"就是虽炒成炭状,而仍须保全它的药性,若成灰烬,则药力全失,不合乎炒炭的要求。炒炭的目的是改变药物的固有性能。如治血分之药,炒炭使之具有止血作用;治脾胃之药,炒炭可增加其体内的收涩与吸着作用。

⑬姜炒:是将药物用生姜打汁拌炒,至姜汁吸尽而呈微黄色有

焦点为度。如淡竹茹、黄连等，姜的用量一般为25%，加冷开水打成汁（去渣）洒于药上拌炒。目的是增加药物的温散和镇呕作用。

⑭蒲黄炒：先将蒲黄置锅中用文火炒热，然后加入药物拌炒，不断翻炒，至质松发胖为度。如蒲黄炒阿胶，蒲黄用量与阿胶相等，炒成后筛去蒲黄，目的是增加阿胶的止血作用。

⑮蛤粉炒：先将蛤壳粉置锅中，用文火炒热，再加入药物拌炒，不断翻动，至质松发胖为度。如蛤粉炒阿胶、鱼鳔胶等，蛤粉用量为药物的一倍，炒成后将蛤粉筛去。目的是用人工加钙质于动物胶质之中，使体积松胖，便于粉碎，并有矫味、矫嗅的作用。古人谓可清肺化痰，无黏性碍胃之弊。

⑯鳖血炒：将药物用鳖血拌匀晾干，临用时随处方上写炒则炒。如软柴胡、银柴胡、丹参等，每药一斤用鳖血4两、黄酒2两，充分拌匀，古人谓可入肝行血。

⑰硫磺炒：制造成方"黑锡丹"时，将黑锡入锅内用炭火加热熔化，投入等量硫磺拌炒，不断翻铲。如有火焰，用醋洒之，至结成砂粒状，侧于石上以去火毒，然后研细，和入余

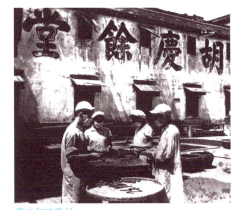

药工翻晒药材

药, 酒糊为丸。这样操作, 古人谓是升降阴阳, 治上盛下虚之症, 有定喘固脱的作用。

2. 水制

水制是使药物清洁柔软, 便于加工切片, 或借以降低药物的毒性和烈性, 并去其腥味。水制法一般包括洗、泡、漂、浸、伏（焖）、澄、飞等方法。

（1）洗: 洗与淘相同, 即将药物用清水洗涤, 洗时用手淘之, 目的是洗除泥砂和杂质, 如生地黄、地骨皮、地龙等; 又如种子类药物每多夹有泥屑, 如胡芦巴、马料豆、菟丝子等因体积小, 在大容器内难捞, 可盛于竹篓里, 将篓放入盛于水的大缸中, 用手搅淘, 洗净泥屑, 即可将篓提起, 沥去水分, 将药倾出, 置竹匾上晒干即可; 再如种仁类药物多含衣壳, 如薏苡仁常带有红衣, 可在水中略淘, 即取出用手搓擦, 使红色种皮擦成糊状, 再用清水淘净; 酸枣仁每带有核壳, 因其质重, 经水淘则下沉, 将酸枣仁捞出, 晒干拣净即可。这都是利用水来使药物洁净之法。

（2）泡: 是将药物以热开水浸泡, 如杏仁、桃仁、甜杏仁, 泡后易于捻去外皮; 干姜经泡可减弱其辛辣之味; 远志、吴茱萸用甘草煎汤浸泡, 可减少其苦辣烈味等。

（3）漂: 是将药物用清水浸洗, 手续较繁, 时间较长, 且须常换新水。如海藻、昆布等为海产植物, 采集时带有盐分; 肉苁蓉、盐附子等产地多用盐卤浸渍保存；浙贝母产地用石灰拌后干燥；人中白含有秽气；龟板、鳖甲有腥味，皆需要用清水浸漂，每日换水1~2次。其作用是使药物清洁，且可漂去碱味和腥臭，便于服用。

（4）浸：为使药物便于煎服和粉碎，多需要加工切片，但在切片前，又需要清水浸之，使其柔软，浸的时间随药物之性质有所不同，通常在切片前一日下午将药物浸于水中。根块类质硬的药物，浸的时间宜长，如大黄、甘草、白术等约浸1~3小时；草药叶类略浸即可，浸后取出，使其保持湿润，而药物内部也因吸水变得柔软，又如冬季气候干燥，浸的时间可适当延长，夏季潮湿季节可适当缩短，须根据不同情况进行操作，免使药物成分遭受损失。

（5）伏（焖）：凡质地较硬体积较大的药物，如白术、泽泻、猪苓、白芍等，水浸取出后，放于甏中或淘箩等盛器内，上面盖紧焖之，约1~4天，并常洒水使其缓缓吸收，或以日光晒之，使其内外润透，软度一致，便于切片。

（6）澄：成药制造过程中，凡液体必须经过澄清，如驴皮、龟板、鹿角等胶类，在煎成胶汁后，宜静置3~4小时，使杂质沉淀，取其上面清液过滤，然后置锅中加热浓缩，则成品清澈透明，灯光照之呈琥珀色。若不经澄清，就有云雾杂质，影响质量。又如各种药酒渗滤后也须静置5~7天使其沉淀，取其上面清液，则色泽澄明，不致有絮状凝聚物而影响质量。

（7）飞：即将药物先研成粉，然后再加水置球磨或研钵中，带水共研约7昼夜，倾出后加水搅拌，取其上浮的细粉，沥去水，晒干，下沉的粗渣，继续加水再研再搅，反复多次，这种操作谓之飞，矿物药如朱砂、明雄黄等，皆用此法，目的是使其粉碎极细，不致伤人肠胃，更可提高疗效。

3. 水火合制

水火合制是使药物由生煮熟，由坚硬变松脆，以改变药性，减低毒性和烈性，增加治疗作用，一般包括蒸、煮、熬、淬、炙等方法。

（1）蒸：是将药物置木蒸具中，放于锅上（锅内盛水）加热，利用水蒸气使生药蒸熟，以改变其药性。如生地黄本为养阴凉血，经蒸制使呈黑色，则为滋阴补血；生黄精会刺激咽喉，蒸熟则有补脾胃润心肺之功；何首乌生用为治虐通便，蒸熟则为补肝养血气；生大黄为泄热峻泻，蒸熟则缓下利尿。

（2）煮：是将药物放在锅内加水及辅料煮之，以减低其毒性和烈性，如川乌、草乌用25%的豆腐同煮，以除去其一部分麻醉毒性；又如芫花与醋同煮，可减低其峻泻烈性。

（3）熬：是将药物放在锅中加热，熬之使呈焦黄色。如水蛭须用猪脂同熬至焦黑色，以缓和其破血祛瘀的烈性；象皮质坚韧，须熬之焦黄色使质松脆，便于切片和粉碎；蜂蜜宜熬炼至微黄色，蒸发其所含水分，防止变质，便于保存。

（4）淬：是将药物置炭火中直接煅至通红后，即迅速投入米醋或盐水中，谓之淬。矿物类药物如磁石、代赭石、自然铜等皆煅至红色投入醋中；介类如石决明等煅后淬以盐水。其目的是使物质的组织结构变脆，便于粉碎和煎服。

（5）炙：是将药物用砂在锅中加热拌炒，使呈黄色，筛去砂，立即用米醋洒之。如龟板、鳖甲、虎骨等皆采用此法。这种操作称为砂炙，又称为醋炙。其目的也是使组织变松，便于加工和煎服。

4. 不水火制法

不水火制法是以人工操作清除杂质及无用部分，使药物清洁。有拣、切、碾、捣、研、簸、刷、括、劈、镑等方法。

（1）拣：拣也称挑，是利用眼光看出药物中的夹杂物及非药用部分，再用手拣去或摘去，是最常用而且较简单的手工洁净药物操作法。如款冬花、菊花、鹿衔草、艾叶、侧柏叶等，均须拣去或摘去其残留的叶柄及所夹的杂物。

（2）切：凡较粗大、坚硬的药物，一般皆需切制，如根茎类的甘草、黄芪、防风等；根块类的大黄、木香、三棱等；树皮类的厚朴、黄柏等；全草类的藿香、柴胡、益母草等；动物类的鹿茸、象皮等。切制是最常用的操作法，目的是使药物便于称取、煎服和粉碎。

（3）碾：是将药物置碾槽（铁船）中碾成粗粉，如酸枣仁、郁李仁、自然铜等，使煎剂时易于溶解而提高其疗效。

（4）捣：是将药物置石臼或铜冲筒中捣之使碎，质较坚硬的如紫贝齿、石膏、草果仁等，壳较厚的如火麻仁、薏仁、石莲子等，皆采用此法，也是使煎汤时易于溶解，增加药效。

（5）研：是将药物置研槽或石磨中，研成细粉，如豆蔻、砂仁、三七、肉桂等，都是这样操作。在配方上不必煎汤而便于冲服或吞服，使药效正确，不致遭受损失。

（6）簸：是将药物利用竹编的低岸筐子或簸箕，借摇摆扬簸之力，以扬去杂质，或使轻重不同之物分开。经过簸的操作，轻物簸到外面，重物留在簸箕或竹筐近身傍处，如补骨脂、小茴香、槐花米等，扬去其杂质；扁豆衣、绿豆衣等簸取其供药用的种皮，而将种仁留下不作药用。这种操作可节约拣选的劳动力，而提高工作效率。

（7）筛：是将药物利用竹编的或马鬃编的筛子，筛去其中的细屑或脏物，如黄芩、枳壳等切片晒干后筛去其碎屑和纤维状物；连翘晒干掰开成二瓣后，筛去其芯；青箱子筛去果皮和花瓣；车前子、菟丝子筛去泥屑等。

（8）刷：是将药物利用笔帚或板刷，刷去其附着的茸毛或杂质，如枇杷叶背面及叶柄上长有极多的茸毛，会刺激咽喉引起咳嗽，所以古今一致认为要去毛，就是用笔帚反复将毛刷干净，又如陈橘皮内面常附着橘瓤的碎屑；佛手柑片褶皱中也多有杂质，均须用板刷刷去。

（9）刮：是利用刀及锋利的瓷片或玻璃片，刮去药物表层的毛及附着物或不供药用的栓皮。如鹿茸为鹿的未骨化幼角，表面长有细绒毛，须用锋利的瓷片或刀刮去之；骨碎补外表密被毛状鳞叶，宜用铜刀或竹刀刮去，方可药用。肉桂、厚朴等，皆为树皮，表面常有白色地衣斑块的附着物，古人谓须去粗皮，所以现代用刀刮去其栓皮，即古人所谓："无用者除去也。"

（10）劈：圆粒或质硬层叠的药物，须用刀劈开，如川楝子为小铃状圆粒，宜劈成两半；云母石、真珠母为层叠而成，皆须劈成薄片，以便于汤剂之煎取。

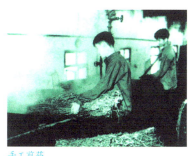
手工煎药

（11）镑：是将坚硬的药物，用数片钢片制成的梯状镑锉来回擦动，镑成薄片或粗末，如鹿角、羚羊角、犀角等，皆用此法操作，以便于煎服或粉碎，而提高其疗效。

5. 其他法制

其他法制包括法制、霜、露、曲等方法，皆是使药物性质变更，而充分发挥其作用，在中药制药学上有其一定的贡献。

（1）法制：是以较复杂的炮制操作方法来变更药物的疗效。如天南星，性质本是辛温燥烈，须经水漂浸，每10斤加川贝母3斤，研末，和牛胆汁100只拌匀，日晒夜露，制成胆星后，则性质缓和，且能加强豁痰镇惊的作用；藤黄本是剧毒药，经过在瓷器中加入黑山羊血隔水煮两个月，则可减低其毒性，而配制成药后有治伤消肿的功能；又如竹沥制半夏、青盐制陈皮等，皆是用炮制的方法，使燥性药物变更成为润性，以补偏除弊。

（2）霜：是将含油脂的药物去壳研碎，用草纸包裹，在木榨器中榨去其油，如巴豆和续随子等，榨去油则称为霜，可减低其毒性，缓和其峻泻作用；又如瓜蒌仁、柏子仁、紫苏子等，榨去油成霜后，可缓和其滑肠泻下作用；其他有熬制成霜，如将鹿角置锅内煎煮三昼夜，至质由硬变松时，仍将煎出的液汁与鹿角同熬，至渗入为度，所得的鹿角称为鹿角霜。目的是便于熬汤和粉碎。又有凝结成霜，如将西瓜挖去瓤，用皮硝装满瓜内，放在黄沙缸中封固，置阴凉通风处，数日后即有白色如芒的结晶析出，称为西瓜霜，为治咽喉痛的消炎药。

（3）露：是将药物置露天中，利用热胀冷缩的原理，日晒夜露。晒则热胀，露则冷缩，为使药料变松，而色转白，并能除去腥气。如半夏、胆南星经露则变松脆，龟板、鳖甲经露则色白而腥气减低。又有露剂，是利用蒸馏法来提制的，如藿香、金银花等含有挥发油或芳香性的药物，与水蒸气一同蒸馏而得的溜出液，称为露，一般多用为清暑解热的芳香饮料，亦可作治疗上的辅助药。

（4）曲：是利用发酵方法来制造，如六神粬是用面粉和青蒿、野蓼汁等六种药物拌匀，做成小块，用草盖住，待生黄衣，晒干即成，为治肠胃病的常用药。又如沉香曲、建神曲等，皆是将药物研成粗粉，用面粉调糊作黏合剂，做成长方形小块，习惯上也称为曲，实际上是不含发酵物，均为常用的芳香健胃药。

胡庆余堂除了在中药炮制上有着自身独特的技艺，在中药处方和成药的研制上也功力非凡。一百多年前，胡庆余堂传承了我国第一部制药规范《太平惠民和剂局方》所载的传统处方，并在这个基础上，广泛收集散落在民间的许多验方和秘方，逐渐形成了一套针对民众疾病的完整的中药制剂体系。1934年，胡庆余堂编辑成册的《胡庆余堂雪记简明丸散全集》，共收录了482个成药处方，其中冠有"胡氏"处方字样的就有数十个，如：胡氏秘制益欢散、胡氏秘制镇坎散、胡氏痧气夺命丹、胡氏神效如意保和丸等。在制药过程中，胡庆余堂也做得孜孜以求，意味深长。如：斋戒沐浴做"辟瘟丹"、金铲银锅制"紫雪丹"、密室诵诀碾"龙虎丸"；在制剂上保留了炼丹、泛

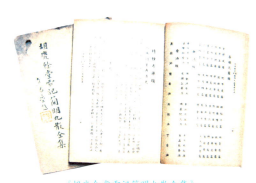

《胡庆余堂雪记简明丸散全集》

丸、吊蜡壳等传统技艺；拣切药材也十分讲究，如麻黄要去节，莲子要去芯，肉桂要刮皮，五倍子要去毛，炮制大黄要九蒸九晒等。这些传统技能，经过一代代技艺精湛的药工之手，在胡庆余堂的特定空间中，一脉相承地延续了下来。

(一)南宋和剂局方"紫雪丹"

处方：麝香、羚羊角、犀牛角、生石膏、寒水石、生滑石、灵磁石、乌玄参、青木香、沉香、升麻、甘草（炙）、公丁香、元明粉、马牙硝、朱砂，共计16味原料。

清代著名温病学家吴鞠通倡导"三焦辨治"，对临床有很重要的理论指导意义。他提出治疗温病应区分：风热病邪、暑热病邪、湿热病邪等，针对不同类型来辨证治疗。

所谓"温病三宝"之一的"局方紫雪丹"（另外两种为安宫牛黄丸、牛黄至宝丹）是胡雪岩开创胡庆余堂时为继承南宋《太平惠民和剂局方》的一味重要急救药品。本品的功效是清热解毒，镇惊通窍。

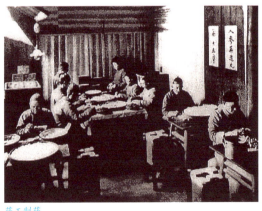

药工制药

生产这味药，除了选料要"采办务真"之外，操作工艺上也要
"修制务精"。先将其中生石膏、寒水石、生滑石、灵磁石四味，入
锅加水，用武火煎煮，因矿石类所煎得汁水十分清淡，然后用这汁
水再加乌玄参、青木香、升麻、公丁香、甘草等六味药材，用文火煎
煮，再取出石品滤清留汁；将上项药品渣再加清水用文武火煎成第
二汁，榨净去渣，滤清留汁；将上项二次药汁，淀清去脚，煮沸，加入
元明粉、马牙硝二味溶化，改为用金铲银锅，以微火熬至将老，再将
羚羊角、犀牛角二味细粉（事前锉成净粉，置于钵内研至极细）调
入，俟温度稍减，将麝香末、朱砂调入锅中拌制成粉散状即成。

（二）胡氏秘制"辟瘟丹"

处方：犀牛角、雄黄、雌黄、
羚羊角、琥珀、安息香、细辛、大
黄、斑蝥、蜈蚣、麝香、冰片、巴
豆霜、铜石龙子、粳米粉、糯米
粉、金箔等，共计74味原料。

清咸丰末年，太平军两次攻
打杭城，长江流域一带鏖战激
烈，尸横遍野，血流成河，战后瘟
疫盛行。胡雪岩目睹战后惨状，
顿生恻隐之心，他邀集江南名

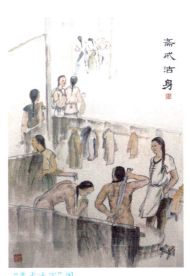

"斋戒沐浴"图

医，收集古方验方，研制成有七十四味中药配方的胡氏秘制"辟瘟丹"，在杭嘉湖一带免费施送。因制作精良，药效显著，上门索取者络绎不绝。后左宗棠奉命西征，清兵在西北水土不服，上吐下泻者众多。左宗棠急书胡雪岩，要求紧急调配"辟瘟丹"药品北上以慰军心。胡雪岩慷慨相助，为左宗棠收复新疆立下汗马之功。

胡庆余堂制作"辟瘟丹"时，守着一个"斋戒沐浴"的仪式和规矩。在开工前两个月，胡雪岩规定做"辟瘟丹"的药工均得离开家室睡在店堂里，要请僧人道士来店堂拜忏诵经，每天要坚持三餐吃素、一次洗澡。所谓的"斋戒沐浴"，说来似有迷信色彩，其实是为了制药卫生。"斋戒"就像是庙里的和尚一样清心寡欲，两个月内不能吃荤菜，由店方提供素斋，目的是使职工不患肠胃疾病；而"焚香祭祀"是为了烘托一种神秘色彩，更添药品之吉象。"沐浴"则要求生产辟瘟丹的药工事先必须自身洁净，以防污染药品。

（三）（清）医宗金鉴方"立马回疔丹"

处方：蟾酥、轻粉、蜈蚣、乳香、腰黄、硇砂、金顶砒、白丁香、麝香、辰砂，共计十味原料。

杭州著名中医外科余步卿，经常来胡庆余堂购买立马回疔丹。这是一味疗效显著的外科名药，具消肿拔毒之功能，外形如小小的锥钉，色红气香。余步卿把病者疮毒切开后，去尽脓腔及毒液，将此药塞进疮口，过几天即痊愈。

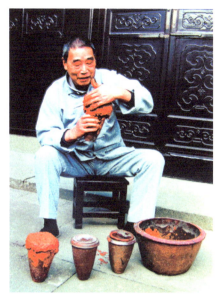

老药工在演示制作"金顶砒"（一）

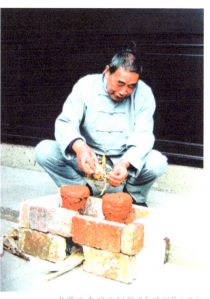

老药工在演示制作"金顶砒"（二）

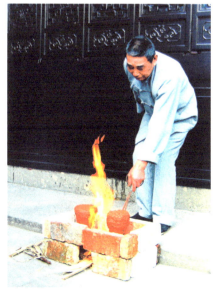

老药工在演示制作"金顶砒"（三）

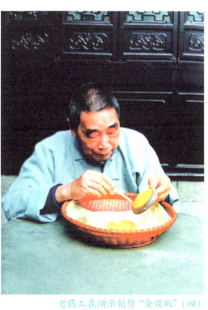

老药工在演示制作"金顶砒"（四）

这药最主要的一味原料叫"金顶砒"。它像葛洪炼丹一样，是用砒霜和轻铅炼制而成。把两样原料放入炼丹罐中，外用桃花纸、麻筋、泥土模成密封状，放在炭火上炼制，经过一定的时间，药中的砒霜和轻铅化成晶状体，被吸附在盖上，将这结晶体取下，再用白酒拌入蟾酥粉与另外原料细粉，以手工搓捏成一头尖一头圆之锥状。

这药的绝活是"炼丹"（即上述的炼制砒霜和轻铅），时间、盛器、火候全凭有经验的药工掌握。目前，胡庆余堂已少有人会炼制，技艺已濒临失传，药品也已停产，能掌握此技能的仅为74岁的冯根生先生和84岁的老药工张永浩两人了。

（四）药墨"八宝五胆锭"

处方：水牛角浓缩粉、羚羊角、麝香、冰片、珍珠、蟾酥、牛黄、朱砂、牛胆、熊胆、蛇胆、猪胆、川芎、青鱼胆、藕片、红花、小蓟、大蓟、白茅根、夏枯草、牡丹皮、丁香。

以上二十二味，除水牛角浓缩粉外，取川芎、红花、藕节、大蓟、夏枯草、白茅草、丁香、牡丹皮加水煎煮三次，每次三小时，合并煎液，滤过后，滤液浓缩至适量；其余羚羊角等十二味研成细粉，过筛，加入水牛角浓缩粉及川芎等九味的浓缩液混匀。另取明胶2500g，加水蒸化后加入荸荠粉200g，混匀，滤过，加入上述各药以及药墨2000克，胶合定型，阴干，用金箔10g包衣，即得。

中华三大奇药之首，用于消炎解毒，活血化瘀。徽墨发轫于唐

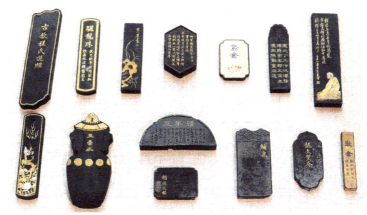

清末民初徽州胡开文墨

末，至今逾千年。清代，徽派墨业呈四大名家，而"胡开文"字号作为后起之秀，名列四大家之首。胡庆余堂投料的药墨，均采自徽州胡氏墨店，除了"八宝五胆锭"外，尚有外科全生集方的"小金丹"等，工艺中需用"药墨"作配料，胡庆余堂择"胡墨"投料，其用料之精细，可见一斑。

[贰]细述胡庆余堂"杜煎诸胶"的典故

老杭州人都知道，老字号胡庆余堂开在吴山脚下。然而，鲜为人知的是，胡雪岩早在胡庆余堂开张前，就在西湖之畔的涌金门内（今南山路），开出了一家制胶厂，称为"胡庆余堂国药号第一胶务处"，而且出手不凡，围地二十余亩，一开出就成为当时全国最大的胶厂。胡雪岩坚信，精选道地的北方原料、采集西湖净水炼制成的纯黑驴皮胶、虎骨胶、鹿角胶、龟板胶等传统胶剂，一定是上乘之作。

驴皮胶又称阿胶，是老百姓喜欢的传统补品。早年的最好的驴皮胶产于山东省东阿县，他们是用一口叫"阿井"的井水熬成驴皮

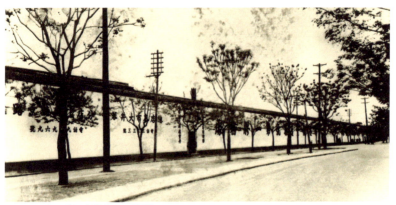

西湖边涌金门外胡庆余堂胶厂外景

胶，"阿胶"就成了驴皮胶的代名词。胡雪岩开药店是一种善举，为了药品的质量可以不惜一切代价，他虽然不是中药行家，但善于听取行家意见。有行家建议，可以利用西湖淡水煎制驴皮胶，因为阿胶是纯驴皮煎制的，属于荤胶之类，其性热，未经自然氧化，火气太足，用淡水煎制，做成后最好再存放两年，让其慢慢退火后再出售，质量可以超越北方阿胶。胡雪岩听取行家建议，决定于光绪二年（1876），先在涌金门买地二十余亩建造胶厂，利用西湖水漂洗驴皮。西湖水原本是群山汇聚之天然泉水，水质甘醇，是生产驴皮胶理想的净水。当时江南一带药店的阿胶几乎都是从北方批发进货，胡庆余堂自办胶厂自制阿胶反响极大。胡雪岩在胶厂的石库门外墙上，用黑漆书写了一个对子："杜煎虎鹿龟驴仙胶，秘制胡氏辟瘟灵丹。"这个"杜煎"的"杜"字，就是指各类胶剂都是胡庆余堂自己煎制的。胡庆余堂还特地订制了一批"灰柜"，专门用来贮藏阿胶等。做工精致的木格柜子，一层搁阿胶一层放石灰，让阿胶在"灰柜"里"炝"上三年，等到上柜出售时的驴皮胶，一块块像麻将牌一样，棱棱角角，精气十足。于是胡庆余堂驴皮胶很快驰名大江南北，年销售量以万斤计，成为了胡庆余堂的著名产品。胡雪岩大眼光，大手笔，他预测胡庆余堂阿胶等产品一定会一炮打响，以后不排除另选城市再开一家胶厂，所以坐落于西湖旁的这家暂且谓之"胡庆余堂第一胶务处"。

杭州几乎家喻户晓，胡庆余堂做"大补全鹿丸"时，有一个"抬鹿游街"的故事。但是，做阿胶也有一个与"抬鹿游街"相媲美的故事，就鲜为人知了。当涌金门胶厂建成后，胡雪岩还在钱塘门外建起铲皮漂皮工场，规定从北方采购来的大批驴皮，铲去毛肉后，必须先运到钱塘门外，然后用大块石压于钱塘门旁的水闸下面，利用西湖流入运河的下游口形成的水位落差冲刷漂洗。数日后，将漂净的驴皮晒干，切成块件，络绎不绝地从钱塘门外用船载运到涌金门胶厂上岸。当年，这个运阿胶的平底大船，成了西湖上一个奇特的景观。按当时的官府规定，西湖里只准行驶用桨划的小船，不准用篙撑驶的大船，而胡庆余堂却得到官方的特许。每当运驴皮时，一艘古色古香的大船，两边是朱漆栏杆，船头迎风飘着"胡庆余堂"的大旗，犹如一艘官船行驶在西湖上，甚是气派。制作阿胶的最佳季节是在冬季，每到初冬，胡庆余堂国药号的大厅上，会挂出一块用硬木制作的布告牌，上面刻着"本堂谨择于×月×日，天医疗病良辰，虔

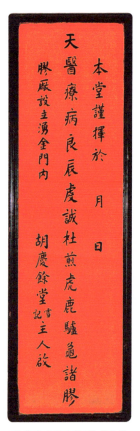

"杜煎虎鹿驴龟诸胶"布告牌

诚杜煎虎鹿驴龟诸胶。胶厂设立涌金门内，胡庆余堂雪记主人启"。布告一出，引得无数老百姓去涌金门驻足观看。这时，胡雪岩已叫人在涌金门湖边打下了排排水桩，搭起了又长又宽的跳板，雇佣数十名工人，穿上号衣，挑起担桶，排起长龙来湖边挑水，吆喝之声不绝于耳。于是市民都知晓，胡庆余堂驴皮胶是用西湖淡水熬制的。这对杭州人来说显得特别亲切，美不美，家乡水；而对外地人来说，也不乏吸引力，杭州是佛地，西湖是净水。这块精致的布告牌，一百多年来还一直保留着，现在已作为历史文物，陈列在胡庆余堂中药博物馆内。

早在《神农本草经》中就有白胶（鹿角胶）及阿胶（傅致胶）两种记载。由此可见，胶剂在我国已有2000余年的历史。胡庆余堂虽然做胶剂只有一百余年历史，但由于在制作工艺上坚守八道工序，胡庆余堂的杜煎诸胶在江南一带声名鹊起，各路厂家都想来胡庆余堂探营，而胡庆余堂的药工一直将此"绝活"秘而不宣，师徒相传。于是，"庆余八法"也成了当年制胶工艺上的一句行话。

胶剂是用动物的皮、骨、甲、角等加水多次煎煮所得液汁去渣后经浓缩而成，在常温下为固体，加热便熔

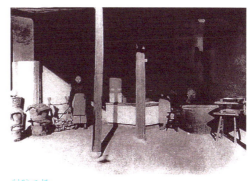

制胶工场

化，同水共煮可成胶体溶液的一种内服制剂，大多是滋补性药物。

①原料处理：将制胶的皮、骨、甲、角等除净残肉后漂洗干净，切成小块或锯成小段。②煎煮：将原料置淘锅中，加水没过料面2~3寸，猛火加热一昼夜，次日，掏出药料，滤出汁水，这是头汁；余下药渣再煎煮。煎煮次数，最少2次，最多7次，随原料而不同。③收水老膏：各次煎得的汁水，先放置使澄清，再用蒙有丝绵的棕丝筛（约60目）过滤，滤液置锅中加热浓缩。所谓水老膏就是还没有最后制成的胶，其黏稠度，一般并不要求用棒将胶撩起后呈布状流下（习称"绰大旗"），但冷却后亦能凝固。④收老胶：若是只煎二次的，只要将第二次的汁水浓缩至相当程度，将第一次的水老膏并入，一再浓缩至可"绰大旗"即成。若是煎6~7次的，至第四日起把后几日的药汁浓缩到相当程度后，将各日的水老膏各取适量搭入。因为前几天的汁水中胶汁多，后几日的汁水中胶汁少，所以要依具体胶的量，

按适当比例搭入，继续浓缩，至可"绰大旗"即成。⑤凝胶：凝胶即为将熬成之胶凝固成块状物的过程。凝胶前将凝胶盘洗涤清洁，抹上少许麻油。凝胶盘为长方形盒状，内衬以锡，注入熬好的热胶后，将盘放平，静置约12~14小时即可凝固取出开片，胶汁注入木盘前的温度必须适当，温度太高则胶花向四面散开，油头（即由小泡沫形成的一层黄色的油层）即不整齐；如温度太低则胶花不易泛起，胶即无油头。如气候冷，则胶收老后退火，即可将胶注入盘中；如天气不太冷，则胶熬好后退火，使胶汁稍冷，即可灌注入盘。胶注入盘中后，盘需要用布盖好，防止冷却过速，外层结膜而内层并未干燥形成"荡心"，造成油头曲折不平现象或过硬而难以开片。⑥开片：将已凝固之胶块从盘中挖出后涂以麻油，以便刀切。操作前需要先固定挡板与插刀处的距离，此距离即为所需切的厚度。⑦干燥：平摊于有空隙的竹匾中，阴处晾放充分干燥后，移于石灰箱中存放即可也。⑧引戳：用热湿布略拭胶，待干后用牛角章（章上为店名及胶名）蘸以烧酒调成的朱砂细糊，盖于胶上，待干燥后即可包装。

　　胡庆余堂的杜煎诸胶果然名不虚传，但在江南一带最有名的要数胡庆余堂阿胶，而胡庆余堂纯黑驴皮胶的修制工艺更精细、更苛刻，更为虔诚。

　　阿胶是胡庆余堂的拳头产品，在制作工艺上则有诸多讲究。①选料：在市场上出售的驴皮，往往是驴骡不分，鉴别的依据

胡庆余堂杜煎诸胶招贴广告

是：驴尾巴短、耳朵短、近尾处无旋涡、颈部毛浓，形成一个十字形。而骡的尾巴长、耳朵长，近尾部的毛形成两个旋涡。驴皮质量以毛色、厚度及板季来确定。毛色以背黑青色腹白色者为最好（即乌驴皮或黑驴皮）。驴皮的厚度对于产胶率有影响，由此以皮厚为佳。由于季节的不同，驴皮可分为三种：在夏季剥制的称为"伏板"；春秋剥制的称为"春秋板"；冬季剥制的称为"冬板"，因冬季驴皮长得特别厚，胶质最多，所以冬板为最佳。②铲皮：铲皮一般是在春夏二季进行，所采用的皮是上年冬季剥制的皮，为了贮藏都用盐腌后晒干的，因此在铲皮前必须将皮在水中浸24小时，取出后在缸内将头足尾包在里面焖24小时，使皮变软，则便于铲皮。铲皮的目的是除去皮上的毛和附肉，因毛和附肉没有胶质。铲的一般规律是先铲皮后铲毛，铲毛时落刀要轻将皮青留下，附肉务必铲净以确保质量。③漂皮：铲毛后的驴皮称为碱皮。必须进行漂洗，先将碱味漂净。将碱皮用泉水漂12~14小时，用刷子洗刷清洁晒干，再用泉水漂洗12~14小时，再晾干。④切碎：光皮在切割前，必须先用水浸软，然后用刀割成小块，块大如砖，加入缸中用温水浸泡3小时，然后再用清水漂一日一夜，天热时可换一次水，即可进行煎胶，用温水泡的目的是为了除去一部分异味，同时也将皮浸软，便于煎胶，但水温不宜过高，一般为40度左右，以防胶质溶出使产量受损。⑤煎水胶：将经切碎处理过的皮放入竹篓中，每篓约250斤光皮。煎灶是一条火龙上前后排列的5只淘锅，将竹篓分别放入第一、第二只淘锅中，加水到比驴皮稍低，加热煎煮一日一夜，第二天将第一、第二只竹篓提起，再放入第三、第四只淘锅中，继续加热。第一、第二只淘锅中的胶汁取出放入缸中，再重新下料。第三天将第三、第四只淘锅的皮取出放入第五只淘锅，胶汁放入缸中，第一、第二只淘锅的皮取出放入第三、第四只淘锅中，再加水加热。如此操作，循环不已，则每天都有胶汁取出，第一、二、三、四锅合并供收老胶，而第五只淘锅胶汁较少，以供补充水分用。⑥收老胶：将煎水胶而得之的汁液，经静置三小时后用二层丝绵二层绢过滤，除去杂质，将滤液放入五只铜锅中，在不断的搅动下用直火加热，火力可先弱后强，当胶汁浓缩时，五只锅合并为两只锅，此时火力减弱，且搅拌加速，以免焦化。当发现胶上层的胶花（气泡）逐渐细腻时，用搅棒举起胶汁，成为"绰大旗"时可视为"老"了。收胶的老嫩程度，是个经验活，胶的含水量一般控制在20%左右。⑦凝胶：将老胶注入涂有麻油的胶盘中，使胶层厚约8分即可。⑧开片：切时先将胶块开成宽8分的长条，再将长条排列整齐涂上麻油，成直形放在刀床上，切成2分厚的薄片，如此开成片，长8分，宽7分，厚2分，即为正品。不符规格的可作为下次投料。⑨印字：将切好的胶片排列在木板上，用毛笔蘸取朱砂溶液涂于印章上，戳盖于胶片上。⑩干燥：将切好之胶片平置于竹匾中，放在通风的房间内，每隔3天将胶面翻一次，使其上下面均匀干燥，以免胶片发生弯曲现象。⑪贮藏：阿胶需贮于冷暗干燥处，如遇天气潮湿的季节或地区，阿胶须放入底部带孔的搁斗里，下面置石灰，以免受潮变质，干燥后应将石灰拿掉，以求不变质也不碎裂，阿胶最好贮藏2~3年。

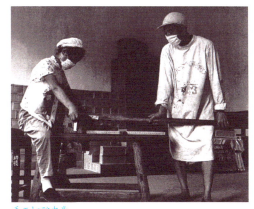

手工切驴皮骨

由于胡庆余堂对阿胶制作工艺十分讲究，阿胶质量在江南一带口碑相传,历年来每逢深秋,来自杭州周边的香客,在胡庆余堂店堂门口排起长龙争相购买,在清河坊一带已形成一道别样的人文景观,直至抗日战争爆发后才消失。

胡庆余堂驴皮胶销量很大,一年要达十几万斤,但在抗日战争时期,驴皮原料进货却发生问题,因为日本人禁止驴皮南北贩运,北方的驴皮不能外运,胡庆余堂遭遇"无米之炊"。面对江南老百姓的渴望,胡庆余堂决定,直接到产地去开办一家制胶厂,地址就选在河南周家口,那里驴皮货源充裕,又是漕运重镇,水运便捷。胡庆余堂派出老药工亲自坐镇,就地采办,就地煎胶,再将半成品阿胶船运至杭州。因为产地水质不良,沙砾混杂,只得将运来的阿胶慢慢融化,用丝绵把砂子全部过滤,滤后浓缩,再凝胶、开片、印字和干燥,几乎将制作程序重来一遍。就在一方小小的阿胶上,却凝结着胡庆余堂这种"远水救近火"的执着精神。

胡庆余堂有一位总工程师叫韩桢中,他家居大井巷,恰好面对着胡庆余堂正大门,他小时候亲眼目睹了一场胡庆余堂阿胶的抢购风波。杭州解放前夕,时局混乱,货币急剧贬值,老百姓以购买胡庆余堂阿胶来保值,城外农民蜂拥而至,城内市民捷足先登,胡庆余堂店门口人山人海,连店门口坚固的石围栏,也被失去控制的人群挤断。这件事,当年也伤了胡庆余堂部分元气,因为卖出的是货真价实的阿胶,而收进来的却差不多等于一堆废纸。

　　胡庆余堂纯黑驴皮胶不但蜚声民间,在官方评鉴上也声名显赫。胡庆余堂有一位老药工孙国良,曾代表胡庆余堂去无锡参加一次阿胶评比,回来后写下一篇日记:1958年春,本厂负责人嘱我赴无锡药材公司开会,并随携驴皮胶数盒参加阿胶评比。全国驴皮胶比较出名的仅此三家:北京同仁堂、杭州胡庆余堂和山东阿胶。我到了无锡后其他两家代表也相继到达,都带了自家生产的驴皮胶样品。先是感观评比,将三家单位的阿胶摊放在桌面上观察,同仁堂阿胶与我厂形状相仿,唯我厂阿胶上的油头比较突出,而山东阿胶呈长方形,无油头较透明。"考官"又将山东阿胶用手提起,猛地拍在桌面上就四分五裂了。而同仁堂及我厂的阿胶同样猛拍一下都不裂变。接着,再将三家的驴皮胶加热化烊,分别倒入各自的玻璃杯中,显现情况如下:同仁堂阿胶水无气味,但颜色混浊不清;山东的阿胶水无气味,但胶水缺乏黏性;胡庆余堂阿胶水无气味,胶水透明纯净,黏度强于上两家。经过大家观察和分析,一致评定如下:同仁堂阿胶,铲驴皮时,皮的里肉未铲去,造成胶水混浊,但出胶率高。山东阿胶,在熬胶时掺入相当的小米(粮食),导致缺乏黏性。胡庆余

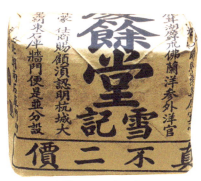

晚清期间的驴皮胶实物

堂阿胶，直接去产地挑选驴皮（骡子皮剔除），在铲驴皮时，对皮边皮角、连皮里的肉都铲得干干净净，所以化烊的胶水澄明度最好，但是出胶率为最低。评比揭晓，胡庆余堂阿胶质量堪称魁首。

以阿胶为主导产品的胡庆余堂胶剂固然质量上乘，而且胡庆余堂生产的膏剂同样也声名远播。膏剂是将多味药料用水煎煮，所得液汁，经浓缩加糖而成的一种黏稠的液体。膏剂起源于汤剂，在孙思邈的《千金翼方》中就有膏方的记载。旧社会，只是有钱人家才用得起膏方，因为膏剂制作工艺繁复，往往是中医郎中挑摊子上门，经过望闻问切，开出一人一方，立马制作。有时候，医师要在客家蹲上几天才能收工回家。这种上门配方制膏的服务，老百姓可望不可即。如今，随着人们生活水平的改善，膏方才进入寻常百姓家。

近几年来，每逢冬令进补，胡庆余堂国药号年年推出"养生膏方节"，胡庆余堂的老牌膏方，有自己的专业配伍，有自己的独特工艺，一百多年来一直被披上一层神秘色彩。胡庆余堂将12款古膏方

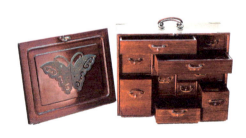

清代中医郎中的出诊药箱

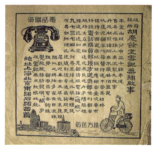

近代，接方送药的招贴广告

胡庆余堂国药号膏方节

一齐展示在"膏方节"上，引得杭州市民一片热议和热销。比如，同样是一只"胡氏延寿膏"，就有寒体和热体之分，寒体用熟地、锁阳、杜仲，功效是补益精阳；热体用茯苓、丹皮、鳖甲，功效是补虚调气血。杭州何氏妇科传人何嘉言医生感慨地说："我在胡庆余堂坐堂，同样的处方，同样的病人，服用了胡庆余堂的膏方就特别灵，为啥呢？想来想去，原因就在配方的饮片上，药材好效果就好，怀孕率特别高。"每逢胡庆余堂制膏时，国家级老药工及质管员深入一线，现场监督工艺的每一个步骤。一只膏方，从药方开始煎汁到最后凝膏，前后至少要10个小时。药材不地道，炮制不到位，收膏太薄易变质，收膏太老要结焦等等环节，一旦出偏差就直接殃及膏质。为此，胡庆余堂再出高招：整个制膏流程，允许买家亲临察看。胡庆余堂一百多年的工艺秘籍，在当今的膏剂制作上，也落下了一个历史的韵脚。

建筑语言

贴金
灯饰

木雕 石雕
砖雕 堆塑

楹联 匾额

坐北朝南

跨越两个世纪的国字号药企胡庆余堂，它的建筑、它的产业以及它自身沉淀而成的文化，都孕育着岁月的痕迹和时代的脉搏，即使几度沉浮，也能触摸到历史的叹息。这高墙深宅里的一砖一瓦、一匾一额，似乎都在述说着自己的故事，在岁月『包浆』的幽光中，为一种文化遗产提供独特的见证。

仙鹤

药牌

黑底金字

曲径通幽 进内交易

胡庆余堂中药文化的历史见证

    1988年,胡庆余堂古建筑被列为第三批全国重点文物保护单位,截至那年,杭州仅有六和塔、飞来峰石像、岳王庙及白塔四家获此殊荣。胡庆余堂以国内仅存的、保护最完好的晚清工商业型古建筑而入选。

[壹]工商建筑中的儒雅风格

    胡庆余堂古建筑始建于清同治十三年(1874),耗时四年,于光绪四年(1878)落成。胡庆余堂古建筑置地八亩,选址于晚清杭城最热闹的河坊街南侧,该地皮毗邻吴山脚下,地形像只"里高外低"的畚箕,若按土地原有格局简单营造,从当时"风水堪舆"角度来看,有泄财之嫌,不宜营造商号。再从店铺格局来分析,一目了然的"畚箕形"店堂,也容易给人以浅显外露的影响。为此,胡雪岩特邀京、杭两地著名建筑师尹芝、魏实甫等人,亲临实地精心策划。依照常识,店铺应"坐北朝南"阳光充裕,更要沿街开门,可与顾客直接见面。但因该地块处于河坊街南侧,沿街开店恰为"坐南朝北"的阴店。于是,匠师们根据胡雪岩"贾而好儒"的个性,商讨要建造一座另辟蹊径的工商业型古建筑。图纸拟定后,胡雪岩十分满意。整个

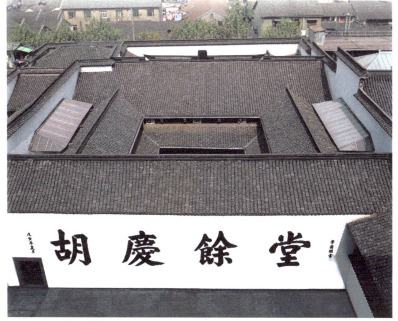

胡庆余堂古建筑俯瞰图

建筑依地形而设计，南面依山，三面合围起封火高墙，着力营造出一种庭院深深的神秘感。店正门开在东面的大井巷上，顾客进门，先步入一溜曲径长廊，走尽长廊疑无路，右侧豁然又开朗，一座辉煌的营业大厅正"坐北朝南"地呈现在你的眼前，使你不由得万分惊讶，仿佛亲临了一次"曲径通幽"式的探索。

既然是工商业型建筑，那在建筑形制上就该留下一些"招牌"式的印记。沿着历史古街河坊街由西向东渐行，一座高达12米、长达60米的封火墙夺人眼目，墙上"胡庆余堂国药号"七个巨字令人驻足。它仿佛提醒人们，这里便是江南药府胡庆余堂的所在地。当年，胡雪岩请人在这片粉色的墙面上，用黑漆书写了 "胡庆余堂国药号"招牌字，每个字高5米、宽4米，足有20平方米，为当年全国最大的店招。后来这七个字因年久而剥蚀，一直到解放后，书法家章其炎为"胡庆余堂制药厂"重写字号。"文化大革命"后，年逾花甲的章其炎先生再次将"制"、"厂"两字改写为"国"和"号"，恢复了"胡庆余堂国药号"七个楷体大字。为了达到"内外和谐"的整体效果，那年，章其炎之子章国明在国药号内的南墙上，也书写了"胡庆余堂"四个大字，每个字达15平方米。这两行大字，将整个建筑群凸显得大气而幽雅，幽雅中又不失"广而告之"的商业诉求，给人以一种强烈的视觉冲击力。

从高墙向东转南便进入大井巷，这就是胡庆余堂的正门。药店正门不设在建筑群的中轴线上，而是按照风水"巽位入口"门向东边。大门是

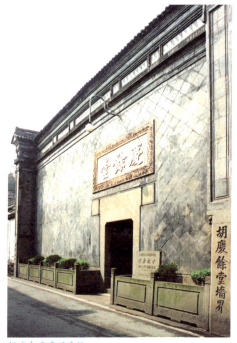

胡庆余堂青石库门

青石库门，门额上长条的青石贴面，看上去既像官帽，又像"高"字形；青砖角叠的门楼，门楣上嵌有"庆余堂"匾额，楷字镏金。胡庆余堂正门虽开在边上，显得很低调，然而却在门面上暗示顾客，这是一家有官府背景的金字招牌店。这种用建筑语言来体现"亦儒亦商"人文思想的做派，确实别开生面，令人肃然而起敬。

胡庆余堂店面不是开门见山的，一进门并没有显眼的中药柜台，而是一座不大的门厅。厅正中矗立着一块一人多高的楠木单扇屏风，镶嵌着"进内交易"四个大字，和大门的豪华相匹配，这四个字也全部镏金，其字迹远看好似个个凸出，近看才知字字凹进，真不愧为能工巧匠之作。其实，是让你的眼神在这里停留，这是入门后的第一个告知：此处是做交易的场所。

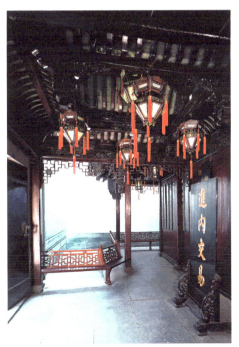

"进内交易"的楠木屏风

如果说整个建筑形状宛如"仙鹤"，那么门

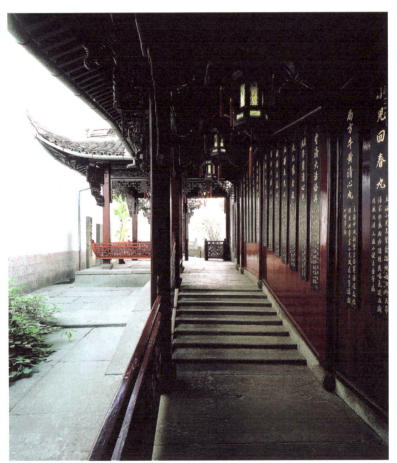

长廊右壁的丸药牌

庭就是"鹤首"。过"鹤首",拐弯沿廊而进,迎面是八角石洞门,门洞上方刻三个古字"高入云"。高入云意蕴中国道教养生文化,道教和中医药源远流长、长生不老、羽化成仙为道教的至高境界,这里意味着中药是养身保健的。走过门洞,便是一道石阶长廊,长廊典雅灵秀，恰似"鹤颈"。廊左侧设有长长的一排"美人靠"，可供来此寻医问药的顾客和游人小憩。廊外有修竹凝翠，叠石玲珑，一泓细泉环绕，恰似幽静的后花园。漫步长廊，廊壁上一溜36块丸药牌，一步一牌，只觉药香扑面而来。这些药牌，都用银杏木精制而成。银杏木为珍稀木材，经久不翘、不曲、不裂，最适宜做匾牌。黑底金字的药牌，既是一种装饰，又是一种药品广告。

长廊尽处，是一座造型别致的四角亭，亭角悬挂着古色古香、精巧雅致的宫灯，镶有精美的东阳木雕。从神农尝百草、白娘子盗仙草、桐君老祖白猿献蟠桃，到朱丹溪、李时珍的故事，图案精致栩栩如生，内容切题意味隽永。厅旁连接天井，那里有曲桥喷泉，金鱼戏水。看这些景致，使人浮想联翩，仿佛到了"登高入云"的仙景。

自"四角亭"右转便是整个建筑的"鹤身"营业大厅，高大的门楼上方横有斗大的"药局"匾额。刚进入大门时，还含蓄地暗示店主人的身份，在这里却已堂而皇之地挂上"药局"，标志着胡雪岩红顶商人的地位，这在国内也是绝无仅有的，颇显傲视中药界之雄风。

然而就在这个性张扬的身后，即"药局"门楼的背面，面对着营业大厅，"是乃仁术"四个大字跃然在目，开宗明义地道出胡庆余堂药局的经营宗旨，就是一个"仁"字。这种一扬一抑的表现手法，在胡庆余堂的建筑语言中得到了淋漓尽致的发挥。

在一片"仁爱"阳光的恩泽下，全国最大的药业古建筑营业大

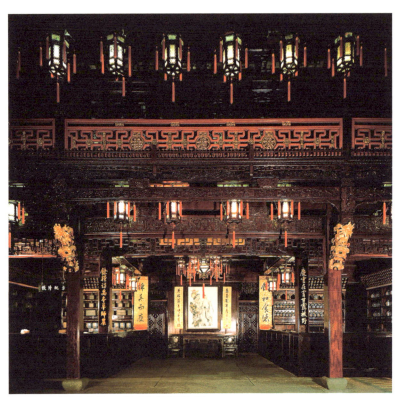

全国最大的药业古建筑——胡庆余堂营业大厅

厅就展现在你的面前,大厅宽敞明亮,雕栏画栋,富丽堂皇,宛若宫殿。营业大厅前设天井,二层楼阁三面合围。底楼两侧门户洞开,两边各有一个宽大的曲尺形红木柜台。一侧为参茸饮片,另一侧为丸散膏丹。柜台后边是高大的百眼橱,橱上搁置贮药的锡罐和瓷瓶。

"和合柜台"的两边挂着"饮和食德,俾寿而康"的青龙招牌。正厅前金柱间的额枋上挂"真不二价"匾,厅堂正中设一只烟雾袅绕的铜香炉。此香炉一般不用,因为它焚烧的并非香火而是药材,如果顾客认为药味不合，经验证后可投入炉中焚毁，以示店家保真的决心。大厅中堂正面，两侧挂落中设有一屏壁，屏上高悬"庆余堂"堂名。匾下是福禄寿三星图像。屏前摆放清式红木条案，并置紫檀木的八仙桌和太师椅。屏壁前后两侧，有两幅抱匾，外层是"庆云在霄甘露被野，余粮访禹本草师农"；内层是"益寿延年长生集庆，兼收并蓄待用有余"，两幅对联有异曲同工之妙，巧妙地将"庆余"两字嵌在对句首尾。

商业气氛与文化气息的协调，正是起着以文助商、化俗为雅的作用。整个厅堂，在熙熙攘攘的交易人群里，洋溢着浓重的仁爱和养生的文化氛围。置身于这种和谐统一的建筑群落里，会给人以愉悦和美感，使顾客抱病而来，却在留连忘返中忘病而归。

在中药界的传统店铺中常将鹤作为标志性符号，或设鹤雕像，或挂鹤画像。鹤，羽色素朴纯洁，体态飘逸雅致，鸣声超凡不俗，在《诗经·鹤鸣》中就有"鹤鸣于九皋，声闻于野"的精彩描述。在中国古代神话和民间传说中被誉为"仙鹤"，成为高雅、长寿的象征。而胡庆余堂却独树一帜，将整个建筑设计呈鹤形状，站在吴山之巅，俯视胡庆余堂古建筑，整个建筑形状宛如一只仙鹤。胡雪岩办药店，缘何耗巨资、营造宫殿般的建筑？这些"建筑语言"的意蕴是什么？一只"仙鹤"静栖于吴山脚下，它似乎在叙说着一个充满哲理的"商道"故事。

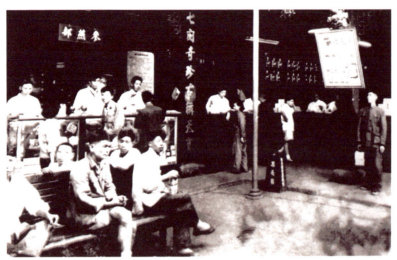

顾客小憩

[贰]园林建筑中的实用格局

　　胡庆余堂古建筑,具有鲜明的江南园林风格。步入森严的石库大门后,小桥、流水、假山、亭台等无不一一点缀其间,在药香轻柔的浸润下,更添些许恬静和幽雅。当年,慈禧太后准备重修圆明园,从国外进口了大量的楠木、铁糙等名贵木材,因宫廷之争使胡雪岩找到了斡旋的机会,于是就有了"慈禧让木"的故事。当这些皇家之物,将成为江南药府的建筑元素时,胡雪岩决定延请名师,精心打造一座既具有徽派情结又不失园林风格的全国最大的工商业型古建筑。

　　胡庆余堂建筑设计始终围绕着"药业"主题,古建筑面积四千多平方米,由东西并列的"三进"建筑组成,头进是营业大厅,二进是制药工场,三进是药材仓房。这种前店后坊、产销结合的组建格

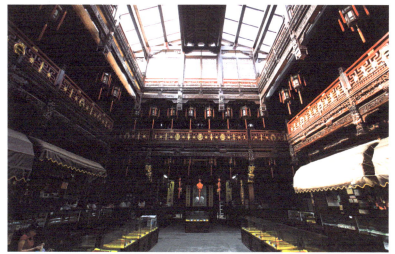

古建筑玻璃天棚

局,有利于及时灵活地适应顾客问诊购药的需要。

　　从东边进大门起为一进,一进建筑主要格局为前后两厅,呈南北轴线对称布置。前为营业大厅,后为会客及账房之所在。胡庆余堂在营业大厅的天井等处,大胆地采用了当时在国内传统建筑中很少使用的玻璃天棚,虽然其初衷可能是为了营业区的透光性和来往顾客避风雨,但无意中这一新工艺带来了近代建筑技术上的变革。胡庆余堂营业大厅的玻璃天棚,无疑是中国传统木结构与西方玻璃材料完美结合的实例之一。

　　营业大厅的楼宇为东西北三面布局,正厅三开间面南为营业大堂,按传统药店之布局,两侧厢房也设柜台,和大堂高柜相围,增加了营业面积的纵深度,更添大厅的恢宏和大气。从正厅中堂屏壁两侧入内为后厅，后厅建筑为三开间，东次间为信房（即人事管理），西次间为账房，正中间为"耕心草堂"，寓意"耕心制药"。它是经理、协理、总账、银盘、进货等高级职员办公、议事、会客的场所。"耕心草堂"曾是清末名士康有为光顾过的地方，至今墙上还悬挂着康大学士手

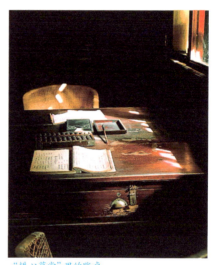

"耕心草堂"里的账桌

书的对联"披林听鸟，酌酒和风"。面对着"耕心草堂"的是胡雪岩亲手书写的"戒欺"匾。"戒欺"是胡庆余堂的经营宗旨，凡胡庆余堂入门学徒必须先在"戒欺"匾下席地三拜，奉为堂规。坐在"耕心草堂"里的经理们，既能面对"戒欺"又能眼观营业大厅，这种为"想着宗旨、看着顾客"而特意设计的建筑格局，令人叹为观止。

在一进后厅西侧墙间辟一门洞，进入夹道，连接第二进建筑，夹道南端月洞门可通外界。夹道中间设一斜线楼梯，由此可通第一、二进建筑的二层，楼道上方也架设玻璃天棚。第二进建筑呈南北走向，左右对称布局。南房为药材整炮工场，北房为成药制作工场。两进建筑呈四面环接的四合院布置，底层设回廊相通，内接一

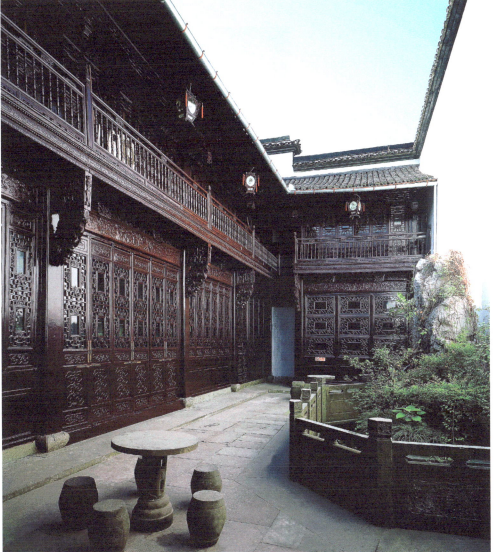

"怡云仙馆"后背小花园

个矩形天井，合围建筑均为
五开间二层楼。后厅明间高悬
"怡云仙馆"匾，明轩后辟一
小花园，东西两侧配有厢房，
靠封火墙一边筑有花坛，配以
石草，环境清幽静谧。第二进
与第三进之间以夹道相隔，设
门可互通。

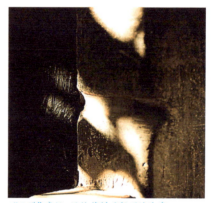

"三进"库门，运输药材后留下的沟痕

第三进建筑设为药材库房，结构简朴结实，没有任何雕饰，梁
枋粗壮，且整个楼上是一个通间，便于药材搬运，又增加实用面
积。在三进主楼旁边，还有磨药房、熔料房、晒药房、膏房及十二间
养鹿房。

胡庆余堂古建筑四周造起高12米（墙脚就高达2米）长60米的
高大的"神农式"青砖封火墙，墙顶两端节节攀高的马头墙，阻隔
视野，显外不显内，以避"泄财"之嫌。高墙内侧与斜面屋脊衔接，
内接大小不一的天井，呈"斗漏状"，以使雨水内流，有"九九归一"
之意。这种典型的徽派风格，其安全性就是避免"外火"的引入，
起到了一个阻隔的屏障作用。胡庆余堂建筑里，每进楼房中都设前
后天井，左右有廊庑相连，呈环形之状。天井内，平时放置七石缸若
干，以储存天然雨水，既可供日常用水，也可作消防用水。并挖有多

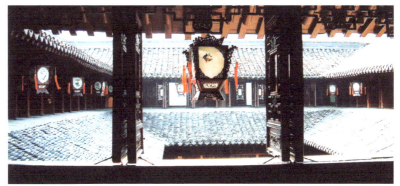
古建筑屋面，蕴"九九归一"之意

口深井，掀开雕有金钱孔的石盖，可见到清澈的井水。井口旁边置铜水龙水枪，此水枪为晚清时期的灭火工具。将铜质水枪接进水管汲取井水，靠人力"收拉"套管，利用管内的空气被"压缩"之原理，龙头喷出剧烈的水柱，用于灭火，便捷有效。

更为绝妙的是，胡雪岩当初规划时留了一个心眼，一进楼房即营业大厅和制药工场之间设有一条长长的甬道，这条甬道称为"长生弄"。并特意将一进、二进分别设计成"自成一堂"的格局，"怡云仙馆"位于二进南面，背临河坊街，可谓备用的营业厅。因为，大户人家是非多，如发生走水（失火）等意外，稍作调整即可马上破墙营业。由此可见其设计之精巧和周全。好在胡庆余堂开业至今一百多年以来，此种"意外"没有发生过。

[叁]建筑装饰中的人文艺术

徜徉在胡庆余堂典雅精致而又富丽堂皇的厅堂中，你会被一件件、一处处的艺术构建所吸引。胡庆余堂在建造时，不仅大量采用铁糙、银杏、楠木、紫檀等名贵木材，还普遍运用了木雕、石雕、砖

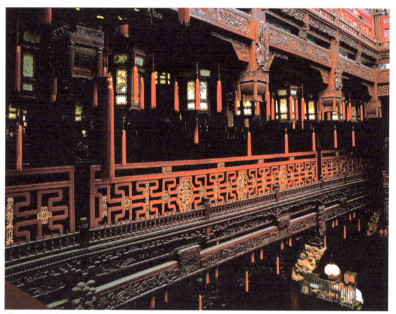

营业大厅的木雕梁枋

雕、堆雕以及贴金、灯饰等工艺,使得整个药店宛如一座艺术宫殿。

　　以木构架为结构体系的胡庆余堂古建筑,它们的柱、梁、枋、檩、椽等主要构件几乎都是露明的,这些木构件在用原木制造的过程中大都进行了艺术加工。柱子做成上下两头略小的梭柱,横梁加工成中央向上微微起拱,整体成为富有弹性曲线的月梁,短柱两旁的托木成为弯曲的扶梁,上下梁枋之间的垫木做成各种式样的驼峰,屋檐下支撑出的雀替(牛腿)也雕琢成一只只狮子,连梁枋穿过柱子的出头都雕成菊花头、蝙蝠头等各种有趣的形式。在中国传统

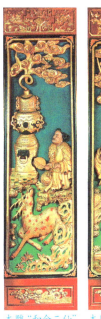 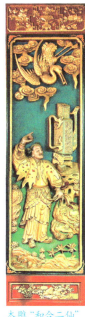 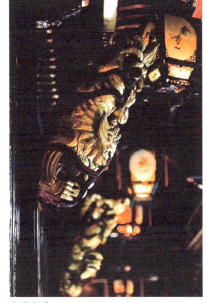

木雕"和合二仙"　　木雕"和合二仙"　　　木雕狮子

建筑装饰艺术中，雕饰是其运用的主要手段，许多雕饰呈现于建筑构件之中，建筑装饰艺术是建筑之美的载体，也是传统人文艺术的重要表现形式，它们在体现工匠高超技艺的同时，也将建筑装点得美轮美奂。

　　木雕：是胡庆余堂采用最基本的，也是数量最多的装饰工艺。木雕最能反映中国古代木构架结构的装饰特点，它与建筑结构的关系最为紧密。木雕的基本技法有线刻、隐雕（阴雕或凹雕）、浅浮雕（浮雕或突雕）、透雕（通雕或深浮雕）、镂空雕、混雕（全形雕或

圆雕）等。其工艺是按所需的题材在木材上进行铲凿，逐层加深以
形成凹凸画面，这种工艺在胡庆余堂的门窗梁枋雕刻上运用最多。
其中营业正厅的梁枋上几乎都是人物浮雕，人物形神兼备，表现出
不同的气质和神态。人物故事两侧雕有博古图、梅瓶、如意、书卷
等，表达了"平安如意"的祈福。

正厅正面梁枋上则直接刻有描
金的"福禄寿"三字。正厅明间
望柱上，饰有金狮戏绣球，狮子
为透雕镏金，大狮身上有少狮嬉
戏，狮身雄健，金睛灵转，给人
们活灵活现的感觉。正厅两侧山
墙的木壁上的挂有彩绘贴金木
雕"和合二仙"的吉祥牌，采用
了高浮雕、浅浮雕相结合的技
法。二仙形象丰满，神态逼真。
一仙正在熬丹制药，炉上蒸气缭
绕，炉旁梅花鹿嬉戏。另一仙正
在施药济人，仙鹤含丹而临，寓
意吉祥而降。

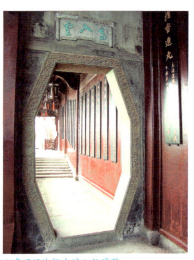

八角石门边框上暗八仙浮雕

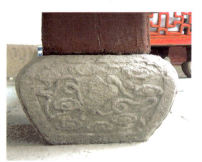

石雕礅

　　石雕：在胡庆余堂建筑中

被用在基础构件上。石雕工艺有线刻、隐雕（阴刻）、浮雕（实雕）、圆雕、通雕（透雕或深浮雕）等。在胡庆余堂的建筑装饰中，隐雕和浮雕多用于柱础、栏杆、栏板等。通雕则多见于青石栏板和天井泄水窨的井孔。八角亭边框刻有暗八仙、蝙蝠图案，系浮雕工艺，起到了较好的装饰效果。其余石雕多为檐柱的柱础，呈圆鼓形状。

砖雕：在胡庆余堂建筑中运用得极为精到。砖雕是传统建筑装饰艺术的重要门类。它的起源可追溯到秦代的花伶砖和汉代的画像砖。到了晚清时期，砖雕进入了鼎盛阶段，砖坯质地讲究，雕塑技艺日臻完美，乡土化风格的造型作品占据了现存明清砖雕的绝大多数。砖雕工艺以复杂且华丽精美见长。雕有阴刻、平雕、浮雕（浅浮雕或深浮雕）、透雕、立体雕等技法。除雕工外，还有"模"的加工技法，即采用印模压制出表面的纹样，或用可印出花纹或形状的陶范使泥料成型。"模"多用于文字类图形、瓦件或屋脊装饰。胡庆余

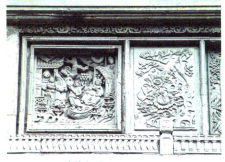

砖雕（一）

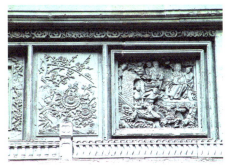

砖雕（二）

堂砖雕砖质细腻光润、色泽青灰，叩之似有金属声，为砖之上品，使砖雕所表述的主题得到了充分的反映。这里所存砖雕是不可多得的精品，尤其是营业大厅南面照壁上的一组砖雕，构图精巧，工艺细致。中间刻的是"是乃仁术"四个字，两旁雕成人物故事及梅兰竹菊，雕刻线条精美，形象生动传神。

堆塑：在胡庆余堂的建筑中也有运用。堆塑的形式可分为圆雕式和浮雕式，有时堆塑与砖雕相结合，装饰效果极佳。胡庆余堂的堆塑以浮雕为主，主要位于墙壁和墙楣上，一般以人物故事为主，配以山水、花草等。如白娘子盗仙草图案，是在壁龛中堆塑出白娘子盗仙草的图案，再予以镏金而成。工艺精巧，线条流畅，形貌逼真，栩栩如生。

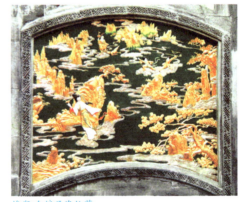

堆塑 白娘子盗仙草

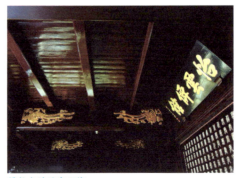

梁枋上的贴金工艺

　　贴金：在胡庆余堂的建筑装饰中得以充分的运用，如营业大厅的梁枋上和怡云仙馆的梁枋上都施以贴金工艺。贴金是用金箔或金粉装饰木材、金属等制品的一种工艺。贴金不但能使建筑物防蛀防潮，经久耐用，而且使建筑物金碧辉煌，耀眼夺目。金箔用纯金经人工敲打精制而成，薄如蝉翼。将金箔贴于木雕品上，要求贴得丰满，不留漆隙，以达到如金铸般辉煌的效果。胡庆余堂正厅和怡云仙馆的梁枋上的贴金，是在大梁上先雕以双凤朝阳图案，再贴上金箔，显得质感浑厚，饶有灵光和辉煌。凌空展翅的凤凰，带来吉祥，带来

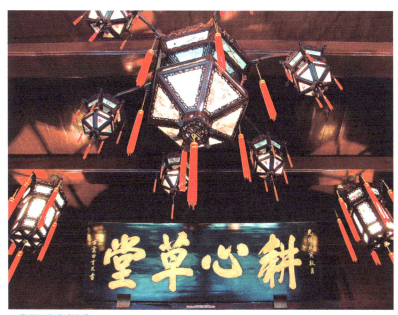

六角形"母子宫灯"

富贵,寓意胡庆余堂是飞凤来仪的吉祥宝地。

灯饰: 胡庆余堂正厅梁枋和亭角、长廊的檐柱上,挂有相当多数量的宫灯,犹如灯的世界。宫灯既是一种陈设,又有很强的装饰功能,那体现民族特色的宫灯,会给建筑物带来古色古香、富丽堂皇的气韵。宫灯亦称宫廷花灯,是中国彩灯中富有特色的手工艺品之一。它以雍容华贵、充满宫廷气派而闻名于世。由于长期为宫廷所用,除去照明外,还要配上精细复杂的装饰,以显示帝王的富贵和奢华。正统的宫灯造型繁缛,各面画屏图案内容多为龙凤呈祥、福寿延年、吉祥如意等。宫灯用料极为考究,大多是红木、紫檀木、花梨木、楠木等贵重木材,甚至以昂贵的金银装饰。制作精细,技艺全面,雕、镂、刻、画缺一不可。宫灯的种类很多,主要有挂灯、座灯、提灯、壁灯等,按形状分有八角形、六角形、四角形、花篮形、鼓形等,按材质分有木质、竹制和金属等。外罩有玻璃、琉璃、瓷质、纸质、丝质、皮质等。在灯饰制作的取材、取形上都必须和建筑物的空间、高度、功能相匹配。胡庆余堂的宫灯都用红木制成,呈六角形状,既显得玲珑剔透,又不失庄重典雅,充分体现了民族风格和晚清的风情,盏盏宫灯更显出这座江南药府的繁华和宏伟。胡庆余堂正厅正中,挂有一盏母子灯,这是由一盏由六角形双层大灯外加六个形状相同的小灯组成的一个整体,其造型优美,层次分明,玲珑剔透,点缀升平,给店堂营造了华丽富贵的氛围。

　　胡庆余堂的装饰艺术在体现华贵精美的同时，尽显宏丽大方的豪气，不失为建筑物的点睛之笔。它不但为建筑本身增加了艺术魅力，而且形象地艺术地再现了中药文化的精髓，成为游人驻足和瞩目的焦点，使人感受到胡庆余堂这座江南药府的绚丽多姿、熠熠生辉。

[肆]楹联点缀中的中药文化

　　胡庆余堂建筑群内，点缀着数量可观、品位上乘的楹联、匾额以及药牌。这些楹联、匾额、药牌，不仅是胡庆余堂建筑艺术的有机组成，为建筑群落增加几分典雅色彩，而且承载着国药文化特有的深刻内涵，包含着中国传统书法、文学、哲学的精萃，也反映了店铺主人的品味和追求，凸显了胡庆余堂的经营宗旨和理念。

　　它们是胡庆余堂"根脉"和"魂灵"的载体，也是人们解读和传承国药文化的亮点。

匾额

　　（1）"药局"：从前药业分为三类，产地直接进货的称药号，做

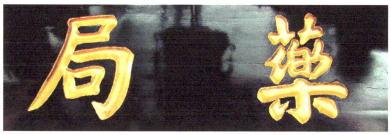

"药局"匾额

批发的叫药行，零售的是药店。胡雪岩设药局，集三类为一体，气派非凡。药局又是原南宋医药官制的称谓，可谓立意匪浅。

（2）"庆余堂"：为胡庆余堂雪记国药号之堂号。《易经》坤卦有言"积善之家，必有余庆，积不善之家，必有余殃"；在民间，每逢春节挂春联，也常有"新年纳余庆，佳节号长春"和"向阳门第春常在，积善人家有余庆"之句。庆余意为福泽绵绵，以"庆余"为堂号，寓意积德积善之药业，必定会长盛不衰。

（3）"是乃仁术"：此四字出自《孟子·梁惠王上》："无伤也，是乃仁术也。"行医施药、救死扶伤，符合儒家一贯倡导的仁道，是具有仁爱之心的方术，谓其开办药业是施仁道，行善举。胡雪岩在其事业如日中天之时，花巨资创办胡庆余堂，自然不是为了经济利益，而是为了实现其"兼济天下"的理想。

（4）"真不二价"：胡雪岩打出"真不二价"的旗帜，显然受"韩康卖药"故事的启发，以昭示胡庆余堂药品货真价实。此匾妙在反读之恰为"价二不真"，异曲同工。

（5）"耕心草堂"：耕心即耕耘心田，是胡雪岩对"德"的一种人性解读，用来修身、养性、整饬和完善自己的人格。文人雅士之舍常谦称"草堂"。"耕心草堂"意指"耕心制药"。

（6）"怡云仙馆"：怡云，即祥云，即快乐吉祥的氛围和境界。仙，有"人入西天而成仙"之意，仙馆，是指给人以愉悦、祥和、自在

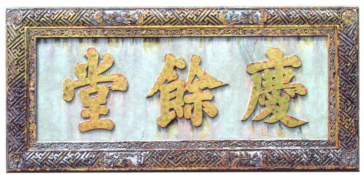

"庆余堂"匾额

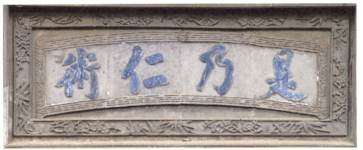

"是乃仁术"砖雕

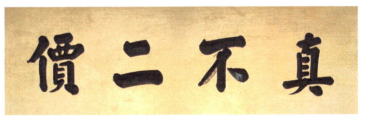

"真不二价"匾额

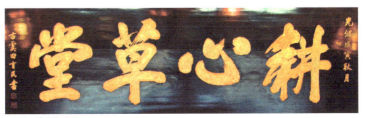

"耕心草堂"匾额

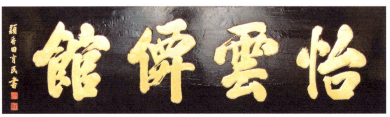

"怡云仙馆"匾额

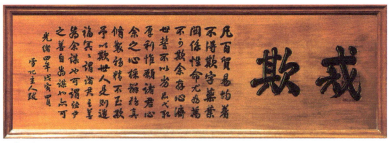

"戒欺"匾

如仙的境地和处所。

（7）"戒欺，凡百贸易均着不得欺字，药业关系性命，尤为万不可欺。余存心济世，誓不以劣品弋取厚利，惟愿诸君心余之心。采办务真，修制务精，不至欺予以欺世人，是则造福冥冥，谓诸君之善为余谋也可，谓诸君之善自为谋也亦可。光绪四年戊寅四月雪记主人跋"。"戒欺"匾文为胡雪岩于1878年亲手撰写，全文102字，字字珠玑，奉为胡庆余堂"堂规"。

（8）"胡庆余堂雪记"（此匾文刻于"金铲银锅"藏盒）：

永昌饶益产金银，地气藏真，色自含纯。说道是千百年云蒸霞蔚，物色风尘。火红夜发宝光新，希世出奇珍。奇珍奇珍，名医

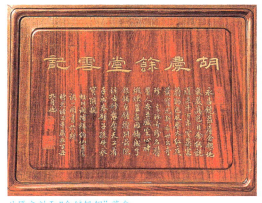

此匾文刻于"金铲银锅"藏盒

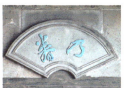

"乃眷"砖雕

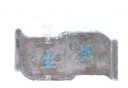

"摄生"砖雕

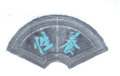

"养性"砖雕

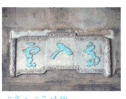

"高入云"砖雕

医人。安五脏,定心神。锻炼岂无因,铸成了银锅金铲,灿列前陈。法古修制,夺天工着手成春。愿子孙世世永宝弥亲。蛟川谢辅楫约仙甫寄调一阕,书于斯。时光绪三年岁在丁丑九月也。

（9）"乃眷"："乃"是虚词,真是或值得的意思。"眷"者恋也。意思是走进药铺买药或游览之顾客,出门之后,有流连忘返之感。又意喻像亲眷一样常来胡庆余堂走动。

（10）"摄生"：道教用词,意为保养珍摄,即指养生之道。

（11）"养性"：意为陶冶本性,修身养性。

（12）"高入云"：意为登高而进入仙境。

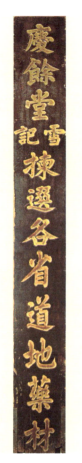

（13）"庆余堂雪记拣选各省道地药材"：指胡庆余堂千拣万选，去产地收购各省各府各地正宗上乘的药材。

（14）长匾（此匾文悬置于营业大厅百眼橱顶部）：

干宝《搜神记》："神农以赭鞭鞭百草，尽知其毒及寒温气味所主。"《真仙通鉴》："张道陵在鸣鹤山炼龙虎大丹一年，有红光照室焉。"《南史》："陶宏（弘）景以神丹可成，而苦无药物。帝给黄金、朱砂、曾青、雄黄等，复合飞丹，色如霜雪，服之体轻。帝服之，果有验。"戊寅年春约仙甫书。

长匾

顶匾之一

顶匾之二

观夫，素娥窃去，神女来临。寅申七返，金石八琼。黄精可嚼，白犬俱升，服芦茹而瘦损，服钟乳以甘芬，漆叶青黏之味，灵飞制命之英，松霜兮却老，萤火兮防兵。乐子长之容颜，真同少女；魏夫人之解脱，每为王君。九鼎云英变化还，十巫升降玉门山。

紫阳观侧，鸣鹤山巅。三黄学道，九转登天。燕王青凫之梦，药公扁鹊之传。玉札丹砂，人应还少，昌辛菌芋，风不能寒。赖有消摩，杜兰香之秘诀；畴名善胜，陶宏（弘）景之金丹。风宝红，云子白。捣元霜，调绛雪。膏饵元明，汤烹炼骨。蔡瑚赤薤之萌，白凤苍鸾之血。位铅汞以君臣，连金华于日月。机宣伯禹，隐仙灵宝之传；方致王君，太上玉经之说。乃有太山真人，青牛道士。京兆韩康，太山文子。凉则元水飞霜，寿则金盐玉豉。敕轴乘驴之客，本为安贫；青衣捣药之童，原称不老。蛟川济臣居士书。

任昉《述异记》："太和神釜冈中，有神农尝药之鼎在焉。咸阳山中有神农鞭药处，一名神农原，一名药草山。山有紫阳观，世传神农于此辨百药也。"《神仙传》："药之上者，有九转还丹、太乙金液，服之皆立登天，不积日月矣。其次有云母、雄黄之属，虽不即乘云驾龙，亦可役使鬼神，变化长生。《抱朴子》：'饵王芝及丹砂、玉札、曾青、雄黄、云母、太乙、禹余粮，各可单服之，皆令人飞行长生。'西王母谓武帝曰：'太上之药有云子、风宝、玉津、金浆。'"皇甫谧《高士传》："韩康字伯休，京兆灞陵人。常采药名山，卖于长安

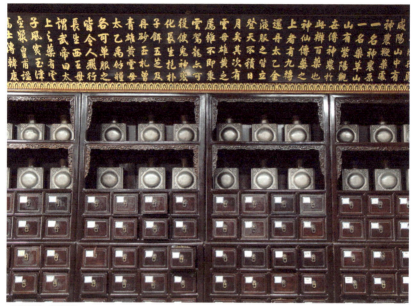

百眼橱上顶匾额

市,曰:'不贰价。'"

楹联

(1)**庆云在霄甘露被野;余粮访禹本草师农**。此联为嵌名联。上联意为吉祥之云在天上飘悠,雨霖甘露普洒原野;下联中"余粮"为药用矿石,产于池泽者为禹余粮,产于山谷者为太一余粮。《雷公炮制论》:凡使禹余粮,勿用石中黄并卵石黄,此二名石真似禹余粮也。意为使用余粮这种药石,要认准禹余粮,使用草本植物要师法神农尝百草。

(2)**益寿引年长生集庆;兼收并蓄待用有余**。韩愈《进学解》中有"玉札丹砂,赤箭青芝,牛溲马勃,败鼓之皮,俱收并蓄,待用无

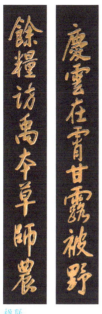

楹联

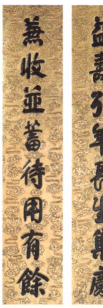

楹联

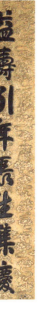

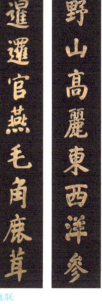

楹联

遗者,医师之良也"之句。意为地榆、朱砂、天麻、龙芝、车前草、马勃菌、坏了的鼓皮都收藏起来,比喻物虽微贱而无所不用,这是医道高明。此为埋尾联,寓意胡庆余堂是助人益寿而积福,贮藏药物而行医。

(3) **野山高丽东西洋参;暹罗官燕毛角鹿茸**。此属中药名联。上联为四种参的名称和产地,高丽即朝鲜,东洋参产于日本,西洋参以美国为佳;下联为泰国正宗燕窝、暹罗是泰国旧称,官方经营的称"官燕"。此联在"药局"匾额下,表明药局富有各种名贵药材,且来源广阔,地道正宗。

(4) **七闽奇珍古称天宝;三山异草原赖地灵**。七闽:泛指福

建沿海一带。三
山：福建旧称。
意为产自福建沿
海一带的奇稀
珍物从来都是老
天恩赐的宝贝，
得于深山老林中
的异珍草木向来
依靠高原沃土的
滋润。

三山异草原頼地灵

七闽奇珍古稱天寶

元霜搗就玉杵奇功

朱草煉成金丹妙藥

楹联

稚川入山採九光芝

媧皇補天煉五色石

楹联

楹联

(5) **朱草炼成金丹妙药；元霜捣就玉杵奇功。**意为各种本草经过反复提炼结晶成可以治病的灵丹妙药，元白的粉霜是经过千百次捣磨才发挥药到病治的独特功效。寓意胡庆余堂的方剂成药都是细研精制的，没有偷工减料。

(6) **娲皇补天炼五色石；稚川入山采九光芝。**传说中女娲炼石补天拯救世界；晋代炼丹方士葛洪（字稚川），进入深山，采来了七明九光芝（灵芝中的仙品）。此联意味胡庆余堂在养生保健上卓有成效，修制灵丹妙药，以济苍生。

(7) **海为龙世界；云是鹤家乡。**意为大海为蛟龙遨游的世界，高空为仙鹤翱翔的家乡。寓意有志者可凭借大舞台创一番伟业。此

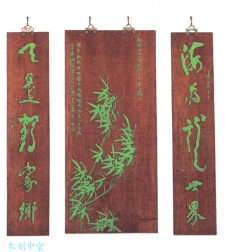

木刻中堂

联为清代书法家、金石大
家邓石如的一副匾对，配
以"扬州八怪"金农竹画。
邓石如精于"真草隶篆"
四书，功力极深。此联为草
书，神采飞扬，意境开阔，
气韵生动。

（8）披林听鸟；酌酒和风。此联为清末民国初期的著名学者、思
想家康有为所撰写，意为进山林寻幽静听鸟语，把盏饮酒沐临清风，
这是平静而和谐的意境，心旷神怡。康有为书法学养深厚，笔法朴
拙高古，耐人寻味。

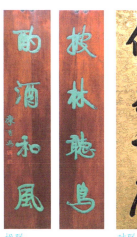

楹联

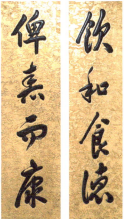

对联

（9）饮和食德；俾
寿而康。系流水对，刻
在青龙招牌上。说的是
饮食适可，有规律，可
以使人健康而且长寿。
又在隐喻胡雪岩立意，
要吃掉杭城另两家资格
老、规格大的药号"许
广和"与"叶种德堂"。

药牌

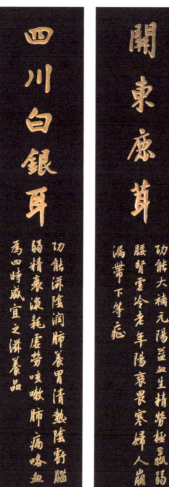

四川白银耳
功能滋阴润肺養胃清熱陰亏腦弱精衰液耗虛勞咳嗽肺病咯血為四時咸宜之滋養品

關東鹿茸
功能大補元陽益血生精勞极羸弱腰腎虛冷老年陽衰畏寒婦人崩漏帶下等症

十全大補丸
专治男婦诸虛百損或劳伤过度饮食少进或久病虛損時發潮熱氣攻骨脊拘挛疼痛夜夢遺精等症

大補全鹿丸
主治劳伤过度诸虛百損精神萎顿容憔悴脊骨痠軟腰膝無力男子精損陽痿高年體虛畏冷久服和顏悅色延年益壽

四川白银耳
功能：滋阴润肺、养胃清热、阴亏脑弱、精衰液耗、虚劳咳嗽、肺病咯血，为四时咸宜之滋养品

关东鹿茸
功能：大补元阳、益血生精、劳极羸弱、腰肾虚冷、老年阴衰畏寒、妇人崩漏带下等症

十全大补丸
专治：男妇诸虚百损或劳伤过度、饮食少进或久病虚损、时发潮热、气攻骨脊、拘挛疼痛、夜梦遗精等症

大补全鹿丸
主治：劳伤过度、诸虚百损、精神萎顿、面容憔悴、脊骨痠（酸）软、腰膝无力、男子精损阳痿、高年体虚畏冷、久服和颜悦色、延年益寿

八仙长寿丸
专治：少年色欲过度、精神消耗以致全水不足、咳嗽吐血、遗精耳鸣、潮热盗汗等症

人参再造丸
专治：中风中痰、口眼喎斜、手足拘挛、言语喎嚼、左右瘫痪、筋骨疼痛、半身不遂、癫痫气厥等症

外科六神丸
主治：时邪疬毒、烂喉丹痧、双单乳蛾、疔毒恶疮、痈背发背、肠痈乳痈、一切无名肿毒等症

胡氏辟瘟丹
主治：时行痧疫、霍乱吐泻、腹痛转筋、中暑中痰、不省人事、山岚瘴疬、烂喉隐疹、蛊毒癣块、心腹胀满、肝胃疼痛、十积五痈、无名肿毒等症

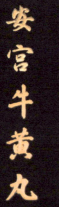

安宫牛黄丸

主治温暑时邪、痰浊内闭、口噤神昏、五痫中恶、热闭痉厥、小儿急惊等症。此丸清热镇惊，化秽利窍，堪称特效。

六味地黄丸

主治肝肾不足、头目眩晕、骨热痠痛、腰膝痠软、虚热咳嗽、自汗盗汗、亡血消渴、小便淋秘、遗精梦泄等症。

杞菊地黄丸

主治肝肾不足、虚热上炎、目赤肿痛、久视昏暗、迎风流泪、畏日羞明、瞳人散大、渐成内障等症。

明目地黄丸

主治肝肾两虚、目暗内障、风热上攻、翳膜遮睛、隐涩羞明、视物不清等症。

安宫牛黄丸

主治：温暑时邪、痰浊内闭、口噤神昏、五痫中恶、热闭痉厥、小儿急惊等症此丸清热镇惊，化秽利窍，堪称特效。

六味地黄丸

主治：肝肾不足、头目眩晕、骨热痠痛、腰膝痠软、虚热咳嗽、自汗盗汗、亡血消渴、小便淋秘、遗精梦泄等症。

杞菊地黄丸

主治：肝肾不足、虚热上炎、目赤肿痛、久视昏暗、迎风流泪、畏日羞明、瞳人散大、渐成内障等症。

明目地黄丸

主治：肝肾两虚、目暗内障、风热上攻、翳膜遮睛、隐涩羞明、视物不清等症。

济生归脾丸
主治：忧思伤脾、怔忡健忘、惊悸盗汗、神倦体瘦、食少不寐、心脾虚痛等症。

妇科白凤丸
专治：妇人内伤七情、虚劳成痰、藏腑损坏、经水不调、崩漏带下、劳热骨蒸、痛经血块、形神困瘦等症。

茱连左金丸
主治：肝阳旺盛、胸胁作痛、胸胁作痛、吞酸呕吐、筋疝瘰结、噤口恶痢、食入即吐等症。

直指香连丸
主治：温热内滞、肠胃不清、气阻腹痛、下痢赤白、里急后重、日久不止等

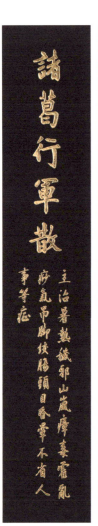

诸葛行军散
主治：暑热秽邪、山岚瘴毒、霍乱痧气、吊脚绞肠、头目昏晕、不省人事等症。

八宝红灵丹
专治：中暑中热、霍乱吐泻、绞肠吊脚、昏沉胀闷、四肢厥冷、六脉皆伏以及发背疔疮等症。

精制猴枣散
主治：小儿风痰内蕴，致成急惊抽热昏狂、咳嗽气喘、痰盛喉鸣、惊悸烦躁、容忤天吊、舌强口噤、四肢搐搦以及成人中风昏仆倒地、语言蹇涩（湿）等症。

梅花点舌丹
主治：一切疔疮脑疽、发背红肿、痈疽无名热毒、咽喉肿痛以及妇人乳痈乳岩。

局方牛黄清心丸

主治中風拘攣言語謇澁健忘忧憶痰涎涎壅塞小兒風痰上壅搐搦口噤等症

小兒回春丸

主治小兒急驚發搐瘛瘲内外天吊傷寒邪熱斑疹煩躁痰喘氣逆五痫痰厥大便不通小便赤濇等症

百益鎮驚丸

主治小兒禀賦本虛盛風停食誤進凉藥以及瘧痢痘瘡病後元虛致成慢驚搐搦時作痰鳴氣促神困晴露危險諸症

神香蘇合丸

主治小兒急驚身熱面赤搐搦上視牙關緊硬痰涎潮壅辟惡通竅清熱化痰中風痰厥昏迷僵仆口眼喎斜等症

神香苏合丸
主治：小儿急惊、身热面赤、搐搦上视、牙关紧硬、痰涎潮壅、辟恶通窍、清热化痰、中风痰厥、昏迷僵仆、口眼㖞斜等症。

百益镇惊丸
主治：小儿禀赋本虚、感风停食、误进凉药以及疟痢痘病后、元虚致成慢惊搐搦、时作痰鸣、气促神困、晴露危险诸症。

小儿回春丸
主治：小儿急惊、发搐瘛疭、内外天吊、伤寒邪热、斑疹烦躁、痰喘气逆、五痫痰厥、大便不通、小便赤濇等症。

局方牛黄清心丸
主治：中风拘挛、言语謇涩、健忘忧憶、痰涎壅塞、小儿风痰上壅、搐搦口噤等症。

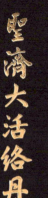

聖濟大活絡丹

專治頑痰惡風熱毒淤血入於經絡一切中風癱瘓痿痹腿膝疼痛四肢麻木筋脈拘攣步履艱難風寒入腦頭脹耳鳴癱疽流注等症

萬氏牛黃清心丸

專治痰火閉結癲癇癱瘓語言謇涩恍惚眩暈精神昏愦不省人事凡一切中風等症

太乙紫金錠

主治時行瘟疫霍亂吐瀉山嵐瘴氣中風中痰口喋神昏四肢厥冷筋脈攣急以及癱疽疔毒蛇蝎蜂毒藥食河豚惡草諸毒等症孕婦忌服

石斛夜光丸

主治肝腎兩虧目光不斂神木漸散瞳色清白昏如霧露內障黑花視一為二諸種目疾

圣济大活络丹
专治：顽痰恶风、热毒淤血入于经络、一切中风瘫痪痿痹、腿膝疼痛、四肢麻木、筋脉拘挛、步履艰难、风寒入脑、头胀耳鸣、瘫疽流注等症。

万氏牛黄清心丸
专治：痰火闭结、癫痫瘫痪、语言謇涩、恍惚眩晕、精神昏愦、不省人事、凡一切中风等症。

太乙紫金锭
主治：时行瘟疫、霍乱吐泻、山岚瘴气、中风中痰、口喋神昏、四肢厥冷、筋脉挛急、以及瘫疽疔毒、蛇蝎蜂毒、药食河豚、恶草诸毒等症。孕妇忌服。

石斛夜光丸
主治：肝肾两亏、目光不敛、神木渐散、瞳色清白、昏如雾露、内障黑花、视一为二诸种目疾。

纯阳正气丸

主治四时不正之气中暑中恶阴寒湿浊霍乱转筋绞肠腹痛胸膈满闷呕吐泻痢时行疫疠山岚瘴气水土不服等症

香砂六君丸

主治脾胃不和痰饮内停呕恶胀满食不运化气滞腹痛肠鸣泄泻等症

女科八珍丸

主治妇人气血两亏面黄肌瘦精神倦怠血虚经少月事不调胎产崩漏诸症

局方紫雪丹

主治伤寒温热时疫温瘴热邪内闭入于心胃舌蹇肢厥神昏谵语痉喘气促小儿惊痫痧症毒闭孕妇忌之

纯阳正气丸
主治：四时不正之
气、中暑中恶、阴寒
湿浊、霍乱转筋、绞
肠腹痛、胸膈满闷、
呕吐泻痢、时行疫
疠、山岚瘴气、水土
不服等症

香砂六君丸
主治：脾胃不和、痰
饮内停、呕恶胀满、
食不运化、气滞腹
痛、肠鸣泄泻等症

女科八珍丸
主治：妇人气血两亏、
面黄肌瘦、精神倦
怠、血虚经少、月事不
调、胎产崩漏等症

局方紫雪丹
主治：伤寒温热、
时疫温瘴（症）、热邪内
闭入于心胃，舌蹇肢
厥、神昏谵语、痉喘
气促、小儿惊痫、痧
症毒闭，孕妇忌之

局方黑锡丹

主治真元衰惫、上盛下虚、寒痰喘逆、奔豚上气、四肢厥冷、阳元欲脱、妇人宫寒、赤白带下等症

喉症锡类散

专治时邪疫毒、风热上攻、咽喉红肿、溃烂疼痛、双单乳蛾、牙疳龈蚀、口舌腐烂等症

立马回疔丹

专治疔疮已发或已用针刺或慎（误）灸失治，又或挖破溃烂以致疮毒顶刻壅肿此走黄险症

琥珀多寐丸

主治心血不足、肾气亏损、精神忧愦、怔忡使忘、夜不成寐等症

局方黑锡丹
主治：真元衰惫、上盛下虚、寒痰喘逆、奔豚上气、四肢厥冷、阳元欲脱、妇人宫寒、赤白带下等症。

喉症锡类散
专治：时邪疫毒、风热上攻、咽喉红肿、溃烂疼痛、双单乳蛾、牙疳龈蚀、口舌腐烂等症。

立马回疔丹
专治：疔疮已发或已用针刺或慎（误）灸失治，又或挖破溃烂以致疮毒顶刻壅肿此走黄险症

琥珀多寐丸
主治：心血不足、肾气亏损、精神忧愦、怔忡使忘、夜不成寐等症

附: 碑辞祭文

《重修胡庆余堂店屋记》

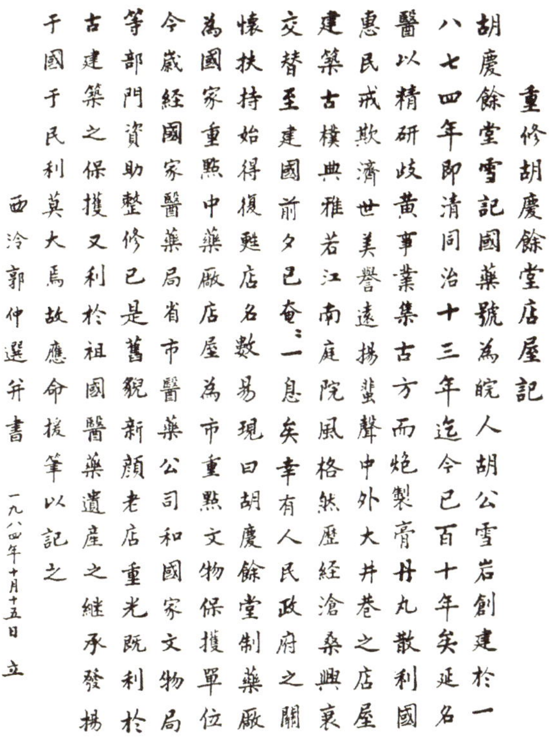

重修胡慶餘堂店屋記

胡慶餘堂雪記國藥號為皖人胡公雪岩創建於一八七四年即清同治十三年迄今已百十年矣延名醫以精研岐黃事業集古方而炮製膏丹丸散利國惠民戒欺濟世美譽遠揚蜚聲中外大井巷之店屋建築古樸典雅若江南庭院風格然歷經滄桑興衰交替至建國前夕已奄一息矣幸有人民政府之關懷扶持始得復甦店名數易現曰胡慶餘堂製藥廠為國家重點中藥廠店屋為市重點文物保護單位今歲經國家醫藥局省市醫藥公司和國家文物局等部門資助整修已是舊貌新顏老店重光既利於古建築之保擭又利於祖國醫藥遺產之繼承發揚于國于民利莫大焉故應命援筆以記之

西泠郭仲選弁書

一九八四年十月十五日立

"重修胡庆余堂店屋记"石碑

　　胡庆余堂雪记国药号,为皖人胡公雪岩创建于一八七四年即清同治十三年,迄今已百十年矣。延名医以精研岐黄事业,集

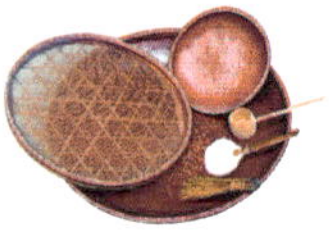

古方而炮制膏丹丸散，利国惠民，戒欺济世，美誉远扬，蜚声中外。大井巷之店屋建筑，古朴典雅，若江南庭院之风格，然历经沧桑，兴衰交替，至建国前夕已奄奄一息矣，幸有人民政府之关怀扶持，始得复苏。店名数易，现曰胡庆余堂制药厂，为国家重点中药厂，店屋为市重点文物保护单位。今岁，经国家医药局、省市医药公司和国家文物局等部门资助整修，已是旧貌新颜，老店重光，既利于古建筑之保护，又利于祖国医药遗产之继承发扬，于国于民利莫大焉。故应命援笔以记之。

西泠郭仲选并书

一九八四年十月十五日立

《胡公祭》

胡公祭

胡公名光墉字雪巖一八二三年生於徽州績溪一八七四年始創胡慶餘堂於杭州吳山之麓大井巷據史冊載其少孤家貧生有異稟習商起家運糧米營生絲開錢莊辦藥業與洋務集官場商場洋場勢力於一身富可敵國名動天下雅以紅頂商人胡公懸壺濟世以仁術辦藥局親書戒欺二字高懸於店堂以為訓勉故藥堂數載不衰也余出生於中藥世家十四歲進胡慶餘堂皈於戒欺匾下拜師學藝乃斯堂之關門弟子也從此五十餘載中藥生涯秉承胡公採辦務真修製務精之訓誡苦心志勞筋骨嘔心瀝血殫精竭慮未敢忘先輩之遺訓矣建青春寶集團以光大胡公之立業精神於今雖鑄成國內之最大中藥現代化企業然亦時思延續胡公之遺志納其精華以為建業之大綱曾扶正胡慶餘堂一度經營不善之頹重揚胡公誠信之高風延今歷經百餘年滄桑之胡慶餘堂已獨步江南拔萃群雄皆曰古樸凝重鎦金描彩雕梁刻枋之胡慶餘堂經吾輩潛心修葺歷史遺貌猶初而今之青春寶集團林景怡人身心其建築意境人文情懷皆蘊藉先輩之神韻實為二者亦雕梁畫柱古樸典雅與母店之風範交相輝映偉哉壯哉胡公清德吳山流風桃源青青天道酬誠觀今之青春寶集團生機盎然敎遺四海名列五洲若胡公在天之靈得以欣慰吾輩將無憾矣值此胡公一百八十歲華誕之際鑄像一尊拙撰數語以為緬懷

胡慶餘堂傳人青春寶集團董事長馮根生撰文

二〇〇三年金秋青春寶集團名譽職工張鴻鈞書

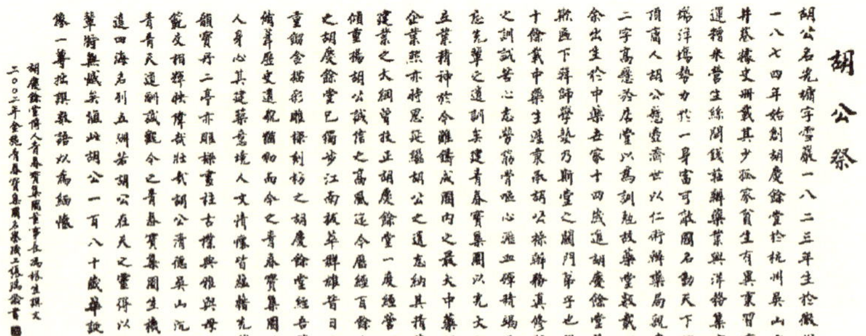

“胡公祭”铜碑

　　胡公，名光墉，字雪岩。一八二三年生于徽州绩溪，一八七四年始创胡庆余堂于杭州吴山之麓大井巷。据史册载：其少孤家贫，生有异秉，习商起家，运漕米、营生丝、开钱庄、办药业、兴洋务，集宦场官场洋场势力于一身，富可敌国，名动天下，冠以红顶商人。胡公悬壶济世，以仁术办药局，亲书"戒欺"二字高悬于店堂，以为训勉。故药堂数载不衰也。余出生于中药世家，十四岁进胡庆余堂，跪于"戒欺"匾下，拜师学艺，乃斯堂之关门弟子也。从此五十余载中药生涯，秉承胡公"采办务真、修制务精"之训戒，苦心志，劳筋骨，呕心沥血，殚精竭虑，未敢忘先辈之遗训矣。建青春宝集团以光大胡公之立业精神，于今虽铸成国内之最大中药现代化企业，然亦时思延继胡公之遗志，纳其精粹，以为建业之大纲，曾扶正胡庆余堂一度经营不善之倾，重扬胡公诚信之高风。迄今，历经百余年沧桑之胡庆余堂已独步江南，拔萃群雄。昔日古朴凝重、镏金描彩、雕梁刻枋之胡庆余堂，经吾辈潜心修葺，历史遗貌犹初。而今之青春宝集团胜景，怡人身心，其建筑意境、人文情怀皆蕴藉先辈之神韵。宝丹二亭亦雕梁画柱、古朴典雅，与母店之风范交相辉映。伟哉、壮哉！胡公清德，吴山沉沉，桃源青青，天道酬诚。观今之青春宝集团生机盎然，声远四海，名列五洲。若胡公在天之灵得以欣慰，吾辈将无憾矣。值此胡公一百八十岁华诞之际，铸像一尊，拙撰数语，以为缅怀。

　　　　胡庆余堂传人青春宝集团董事长冯根生撰文

　　二零零二年金秋青春宝集团名誉职工张瑞龄书

《重修胡公墓碑记》

　　胡光墉，字雪岩。安徽绩溪人，晚清著名商人。曾助左宗棠筹饷购械收复新疆，以金融发迹办洋务、造船舶、开矿冶、筑河渠、营蚕丝，建树颇多，屡受赏赐。首创胡庆余堂，气势恢宏，独步江南。"戒欺"宗旨，声驰遐迩，济众博施，为世所称。

　　今青春宝集团董事长冯根生先生系中药世家，胡庆余堂嫡传艺徒。数十年来，振兴中药，成就卓著。承先启后，继往开来，挈引加盟，锐意革新。鉴于胡公墓毁于"文革"，深恐旧迹湮没，为追忆先人业绩，弘扬企业文化，苦心擘划，出资重建，百年陈迹，焕然一新。胡公"是乃仁术"的创业精神，必将与胡庆余堂同垂。

　　　　　　　　　　　　赵玉城撰　郭仲选书

　　　　　　　　　　　　　　1997年春

《青春宝记》

　　杭州西隅桃源岭下，有中国青春宝集团公司焉，其东南方

"青春宝记"石碑

风光绮丽碧波浩淼者，乃驰名中外之西湖也；而西南方树繁林幽殿宇巍峨者，为北高峰与灵隐寺也。青春宝之前身，为江南药王胡庆余堂之制胶车间，原址为荒坡秃岭，杂草乱石。公历一九七二年，独立建成中药二厂，当时冯根生率众就地取材，靠大锅土灶石磨起家，呕心沥血，殚精竭虑，将一家小作坊建成一座名扬中外，以医药为主、多种经营、人才为本、资本运作为企业精神，并广纳国内外多家企业之大型国药制作集团公司。观夫青春宝胜貌，可谓世外桃源也，院内李时珍塑像端然肃穆，假山石、喷水泉、宝亭丹亭雕梁画柱金碧辉煌，集明清之建筑风格为一体古朴韵雅，云集南北奇珍异木于院内广纳东西，名卉稀草为苑中增辉，车间极度洁净无尘无菌，庭院马路平阔树木成荫，令观者诚为赞叹也。驰名于世之青春宝，乃集团首创之保健国药精萃也，依据明朝永乐皇帝益寿永贞之处方，研制而成，斯药之问世亦为中国青春宝集团公司之称。奠基矣数载之间，几百种国药良剂相继问世，首创中药注射针剂名列世界制药行业前茅，为中华民族传统国药争光增辉。此大业之创始者冯根生何许人也？乃江南药王胡庆余堂之关门弟子也，观斯人胸襟豁达极少媚骨，务实观远，秉承胡公雪岩之戒欺训诫以为治厂之大略，故所制之国药，剂剂求实，片片纳真，疗效上上，举世皆闻。斯人专为国家而不为身谋，众人皆服，乃共图大业之本也。以为公谋者胆越大乃上，为私谋者胆越小方优为铭。五十余载穆如清风，由一介小药工成为闻名于世之大企业家矣，且以兼职教授之荣称，宣讲于中纪委培训中心之课堂。斯人创业之辉煌事例不胜枚举，继儿子扶植老子建业美谈名噪于世后，胸臆间宏图屡成，誓将国药之花开遍世界之林。诗云：胡公耄耋选良徒，青春乃自庆余出，数载磨砺铁砚透，国药特效世界殊。

  丁丑年之秋余应邀赴杭城参加苏轼诞辰纪念会并参观青春宝集团即兴作诗书之相赠冯根生先生当即决定聘余为名誉职工此后日服八片青春宝令余体魄雄健旧病痊愈新恙少染故将其创业史绩拙撰成文镌石流芳后世也

      庚辰夏张瑞龄并记

《重开保和堂记》

　　古保和堂是千年老药店，它与《许仙与白娘子》的故事关联，名闻遐迩。中国四大民间传说《白蛇传》中的主人公许仙，正是当年保和堂的伙计。那首家喻户晓的歌"千年等一回"，唱的就是许仙与白娘子。在一个江南莺飞草长、春雨绵绵的日子里，许仙夹着雨伞从保和堂走向西湖，在断桥边邂逅蛇仙白娘子，演绎出一段神仙姻缘，在中国的文学艺术宝库里留下了千古流传的佳话。

　　千年沧桑，变换人间。清河坊药店众多，竞争激烈。至清末，胡庆余堂的创始人"红顶商人"胡雪岩曾发下宏愿，要并吞保和堂、叶种德堂这两家竞争对手，在胡庆余堂正厅挂了楹联："饮和食德，俾寿而康"，隐寓

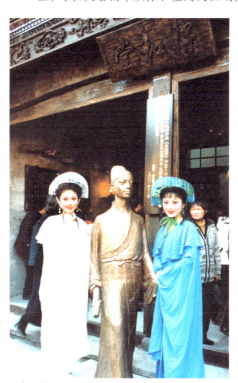

千年古药铺"保和堂"

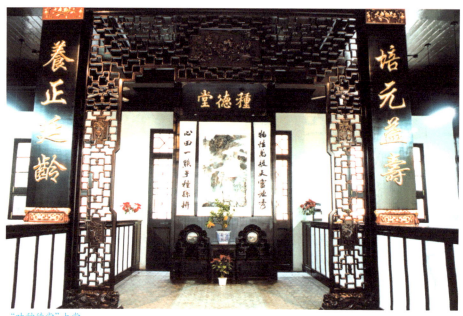

"叶种德堂"大堂

心意。上世纪中叶，保和堂和种德堂相继湮灭。新千年，新世纪
初，历史文化名城发掘沉淀的商业文化，清河坊历史渐露头角，
现任胡庆余堂董事长（胡庆余堂唯一传人）冯根生，首先创议
并力举恢复叶种德堂，继而又开保和堂。门前塑许仙雕像，再启
《许仙与白娘子》美丽传说之缘起。此举受杭州市、上城区政
府和市民的赞赏和支持，协力促成。为历史传统街区更臻风采，
文化旅游再添内涵，利在人民，功在社会。创办人冯根生为社会
不计功利，中华医药"悬壶济世"美德随处发扬。

陈洁行撰文

二零零一年十二月

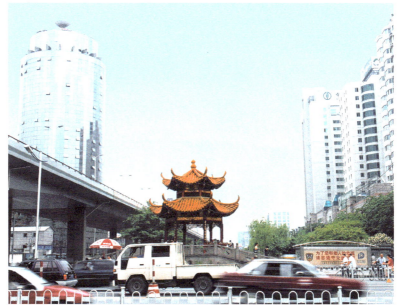

青春街上的"庆余亭"

《重修庆余亭碑记》

十三年前，庆余亭翘首鹤立，将绵延南北的中河，寓意于源远流长的中药；将东西横亘的庆春路，与庆余堂品牌妙喻相缀。于是，一座闪烁着"神农"光环的仿明六角亭阁，若神来之笔，在杭城繁华的版图上聚焦定格。庆余亭成了现代都市摈弃喧噪、崇尚传统的人文画景。兹今，为弘扬国药，中国（杭州）青春宝集团公司欣然应诺，诚聘名师，斥资修缮，以感念社会各界对庆余亭之厚爱。

一九九九年春立

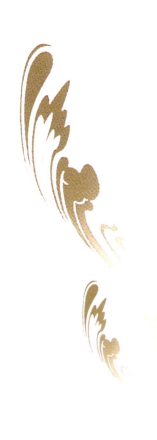

胡庆余堂中药博物馆

胡庆余堂，就企业层面而言，最富历史风貌、最具人文特征、最显观赏价值。一个企业有一个企业的收藏，当一个老字号企业穿越了历史的时空，它所寓意的不仅是昔日的辉煌，更是一份厚重的文化和经典的收藏。盘点这份罕见的收藏，奠基中药博物馆的历史价值，也是社会赋予的重任。

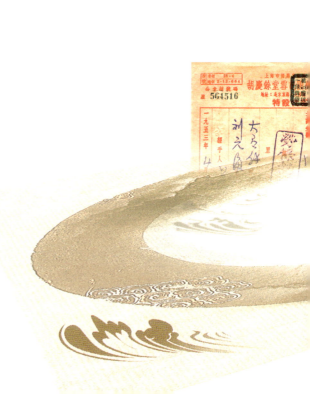

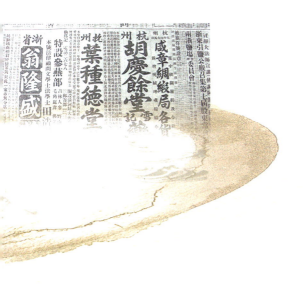
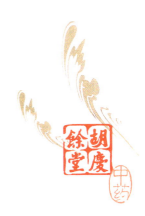

胡庆余堂中药博物馆

　　胡庆余堂中药博物馆是我国首家国家级中药博物馆,与杭州的中国丝绸博物馆、中国茶叶博物馆和南宋官窑博物馆齐名,被列为杭州四大专题博物馆。

　　胡庆余堂中药博物馆筹建于1987年,1991年正式开馆。博物馆建筑面积四千多平方米,秉承"原址保护、原状陈列"之原则,以古

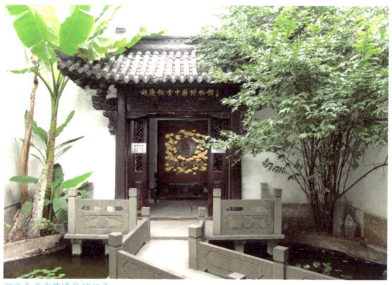

胡庆余堂中药博物馆门首

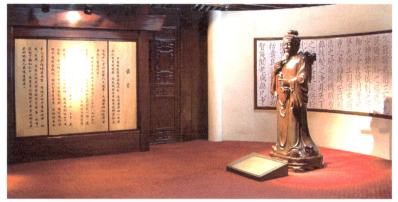

"药王"孙思邈塑像

建筑为依托，由营业大厅、陈列展厅、手工作坊、养生药膳及中医门诊等五大部分组成，其中工商业型建筑、中药文化、胡雪岩传奇为三大亮点。参观者来到这里，既能观赏胡庆余堂古建筑的"原汁原味"，又能博览中国药业宝库的精华。

营业大厅

这是全国最大的古建筑商业营业大堂。当将传统的药铺装载于这个金碧辉煌大堂时，当身处现代文明的人一旦置身于这个历史记忆的窗口时，会忽然萌发出无限的感叹和遐想。胡庆余堂中药博物馆开馆不久，有一个联合国科教文组织的专家来参观，当他来到熙熙攘攘的营业大厅时，突然跷起了大拇指惊叹地说：一百多年前，市民来这里慕名购药，而今天这儿的一切依然如故，市民仍踊跃而来，这真是个"动态型"的博物馆，可与瑞士的钟表博物馆媲美。一个企业，保存了她的建筑和遗物，同时，又保存了这个企业全部的历

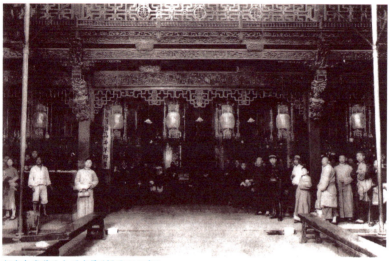

胡庆余堂营业大厅内景（摄于1940年）

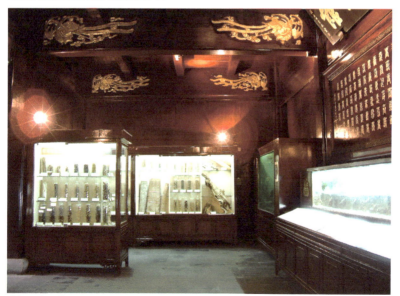

博物馆陈列展厅

史记忆,实为罕见。

陈列展厅

启用实物及图文的形式,全方位地介绍中药的起源、形成、发展及其应用。陈列展柜的精致与古建筑的恢宏,浑然一体。展厅里展示出大量的中药传统制药器具及上万种中药植物、动物、矿物标本,堪称中药的海洋。其中有7000年前浙江河姆渡文化时期、西汉长沙马王堆、宋代泉州湾沉船等出土的药材,有珍贵的中药四宝"马宝、狗宝、丑宝、猴宝"等。

手工作坊

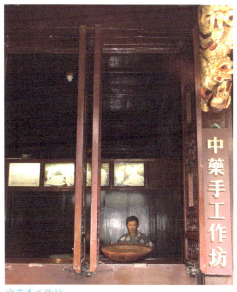

中药手工作坊

在中药手工作坊里,置放着一些传统的制药工具,如铁船、刀床、筛匾、研钵等,如果你饶有兴趣,可以在作坊里亲自操刀,领略一下其中的滋味。届时,身怀"绝技"的药工,将为你作精彩的手工泛丸、吊蜡壳和药材切片等现场操作表演,那药工将一颗槟榔搁于飞刀下,顷刻化成108片薄如蝉翼的槟榔片,令人叹为观止。

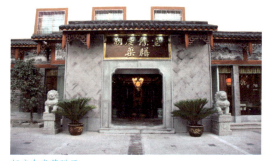

胡庆余堂药膳厅

养生药膳

药膳,曾为古代中国皇室所用的菜肴,对于一介草民来说,既高贵又神秘。晚清年间,胡雪岩为了自身保健的需要,从南宋皇宫的"局方"典籍中发掘了不少药膳菜谱,使胡庆余堂的药膳初见端倪。胡庆余堂药膳,以其令人感叹的膳食风格,为世人撩开药膳神秘的面纱。胡庆余堂药膳有一百多个品种,细心人在品尝药膳后,会顿生好奇:"黄芪大虾"为何食有其味(黄芪)难觅其影;"丁香鸭子",只见鸭子不见丁香。其实,药膳历来有"以药为主"和"以膳为主"两个流派。就制作工艺和品位格调而言,后者高于前者,胡庆余堂所潜心追寻的正是这种品位。把经过特殊工艺加工的药汁、挥发油或超细度药粉融于药膳里,要现形则有形,要入味则有味,完全根据营养和烹调的色香味而定。

中医门诊

传统的"中医坐堂"是旧时药店问诊配药的一种形式,而今胡庆余堂将这一行之有效的传统发挥到了极致。在胡庆余堂中药博物

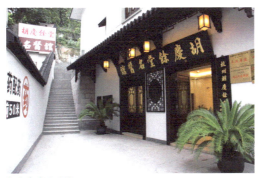

胡庆余堂名医馆

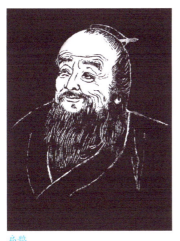

扁鹊

馆的仿古裙房里，开办了一家"胡庆余堂名医馆"，这里聚集了一批国家级及省市名老中医，为病患者切脉把针。名店有名医，名医配名药，使求医者在徜徉中药文化世界的同时，并得到身心上的愉悦。

古代十大名医

扁鹊：这是胡庆余堂中药博物馆内排名第一的人物。这位战国时期的医学家姓秦，名越人，系渤海郡莫（今河北任丘）人，学医于长桑君。他的卓越贡献是在巫术治病盛行的时代，以其丰富的医疗实践，提倡科学的中医中药治病。他是一位民间医生，曾遍游各地行医，精通诊脉各科。在赵为"带下医"（妇科），至周为"耳目痹医"（五官科），入秦为"小儿医"（小儿科），医名甚著，至今还流行着扁鹊见蔡桓公的故事。扁鹊形成的"望、闻、问、切"的中医诊法，《战国策》和《史记》均有明确的记载，并推崇其为中医脉学的倡导者。《史记》称："至今天下言脉者，由扁鹊也。"

华佗：扁鹊之后四百年始有华佗问世。华佗是东汉末年的医学家，字元化，沛国谯（今安徽亳县）人。华佗精于内、外、妇、儿、针灸各科，对外科尤为擅长，并且首创麻醉药——"麻沸散"，给患者麻醉后施行腹部手术，反映了我国医学在公元2世纪时对麻醉方法和外科手术已有相当成就。著名的"关云长刮骨疗毒"的故事，讲述的正是这位名医。他还独创了"五禽戏"，强调体育锻炼，以养生增强体质。

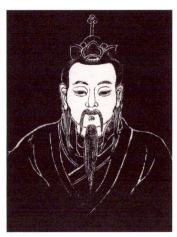

华佗

张仲景：东汉末年的医学家，名机，南阳郡（今河南南阳）人，学医于同郡张伯祖。相传，张仲景曾任长沙太守，当时伤寒流行，病死者甚众，他广泛收集有效方剂，著有《伤寒论》和《金匮要略》。张

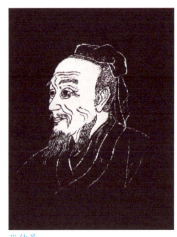

张仲景

仲景的著作倡六经分症和辩证施治原则，具体阐述寒热、虚实、表里、阴阳的辩证关系和施治方法，总结了汉朝以前中医学诊断、治疗、药物、方剂等方面的经验，对中医学和中药制剂的发展奠定了基础。他是明确倡导"辩证施治"的第一人，张仲景被后世尊为"医圣"。

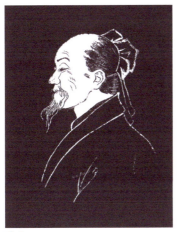

葛洪

葛洪：如果说中医学说到张仲景时代成为了一个分水岭，那么葛洪显然开启了另一个高峰。这位晋朝的炼丹术士在养生方面卓有见解，他奠定了养生学在中医中的地位。葛洪，字稚川，自号抱朴子，丹阳句容人。平生信仰神仙之说，葛洪著有《抱朴子》一书，他的思想基本上是以神仙养生为内，儒术应世为外。葛洪曾周游华夏九州，遍访炼丹秘术，并在杭州葛岭炼丹。西湖边的葛岭就是以葛洪之姓命名的。

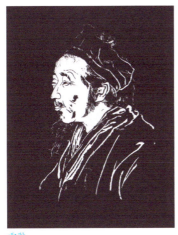

雷敩

雷敩：我国古代医学家十分重

视中药炮制的作用，其中最有名、成就最大者当数南朝宋人雷敩。雷敩是一位药学家，他写的《雷公炮炙论》是历史上第一部有关炮制的专著，共四卷，收药300种，分别记载药物的炮、炙、炒、煅、曝、露等十三种制药法，确定了各种毒性药物的修治法，被后世尊为中药炮制法的始祖。原书已失传，但其内容为历代本草书籍所收录，其中有些制药法至今仍采用，可见雷公炮制理论对后世影响之大。

陶弘景：到了南北朝时期，又出现了一位道士医学家，他就是南朝齐梁时期的陶弘景。字通明，自号华阳隐居，丹阳人（今南京）。他曾修补《肘后备急方》，称《补阙肘后百一方》，又以《神农本草经》所收药物为基础，增加历代名医所用新药365种，其增加部分，称为《名医别录》。以后又将《神农本草经》和《名医别录》两书合起来，共载药物730种，分为七卷，称《本草经集注》。陶弘景首创了以玉石、草木、虫、兽、果、菜、米实分类，对中医本草学的发展做出了贡献。《本草经集注》成

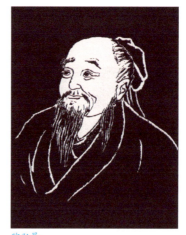

陶弘景

为我国本草学史上一部具有代表性的著作。

孙思邈：唐朝的一位著名医药学家，京兆华原（今陕西耀县）

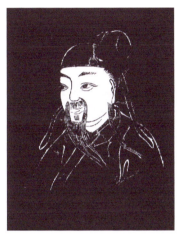

孙思邈

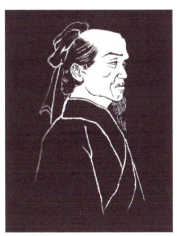

朱丹溪

人，少时因病学医，并博涉经史百家学说。孙思邈总结了唐以前的临床经验和医学理论，著《千金药方》、《千金翼方》，首次提出"人命至重，贵于千金"的观念。他创立了内、外、妇、儿、五官、针灸、营养等医学分科的雏形，对后世临床分科，起到了很大的促进作用。书中还记载了五千多个民间药方，并列举了八百多种药材。由于他在药物发展方面所做的巨大贡献，后人尊他为"药王"。

朱丹溪：元时医学家，名震亨，字彦修，浙江义乌人，因家居义乌丹溪，故人称"丹溪翁"。朱丹溪早年即好医学，先师从许谦学"理学"，后又治学于杭州名医罗知悌。罗授以刘完素、张子和、李东垣三家学说，并以《内经》意旨为之分析讲述。著有《格致馀论》一书，创造性地论述了多种疾病的病机，是由"阳有余，阴不足"所致，治法主张"滋阴降火"，他所创立的养阴派学说，丰富了对病因病理的界定。著有《局方发挥》一书，对《和剂局方》中的药偏于温燥予以批评。

李时珍：明代杰出的医药学家，其《本草纲目》扬名海内外。字东璧，号濒湖，籍贯为蕲州（今湖北蕲春）。李时珍一家世代从医，可谓家学渊源，他继承了家学，更着重研究药物，重视临床实践，主张革新中医。他长期上山采药，深入民间，向农民、渔民、樵民、药农、铃医等请教，不耻下问。同时参考了历代

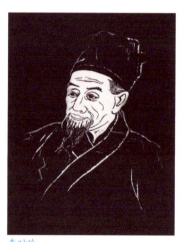
李时珍

医药书籍八百余种，对药物加以鉴别和考证，纠正了古代本草书籍中药名、品种、产地等舛误之处，并收集整理宋、元以来民间发现的诸多新药物，加以充实，经27年的艰辛劳作，著成《本草纲目》，归分16部60类，收载药物共1892种，其中新增药物374种，并集附方11096条，对后世药物学的开启做出了划时代的贡献，《本草纲目》成为世界上最著名的药学文献之一。

赵学敏：是荣登胡庆余堂中药博物馆十大名医榜的杭州人。这位清代的药学家字依吉，号恕轩，平素喜欢钻研医药，对药物进行

了广泛的采集和勘查，并将某些草药栽培观察。著有《本草纲目拾遗》，书中辑录《本草纲目》未收载的，或有记载而有缺漏的药物共921种，丰富了中药学的内容。又从铃医处收集了很多秘方，加上平

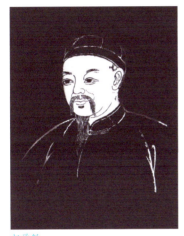

素积累的验方汇编成《串雅内篇》、《串雅外篇》，使民间的中医药宝贵经验得以保存和延续。

中药文化遗物

胡庆余堂中药博物馆现存有十分珍贵的历史文物，这些中药文物承载着胡庆余堂的创业历程，折射出中药文化遗产的历史光泽。

1.中药贮藏器皿

赵学敏

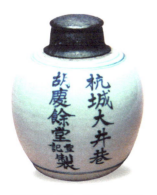

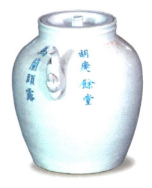

青花瓷坛：清初　药物细料贮器　　　　花露瓶：清代　题品名　专用露剂贮器

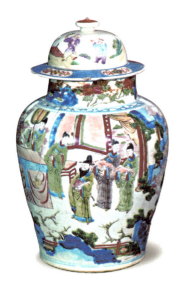
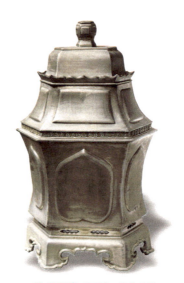

彩瓶:清代 人物彩绘 药物贮器　　　　　塔形锡罐:民国初 药物贮器

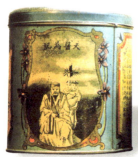
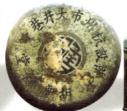

铁质罐:民国初 题品名 中成药外包装

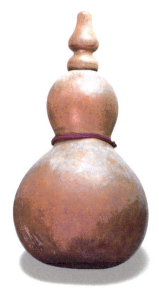

药葫芦：中药粉剂贮器

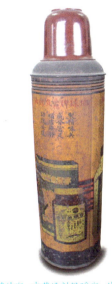

药汁瓶：中药汤剂保暖瓶 外送专用

2. 传统中药工具

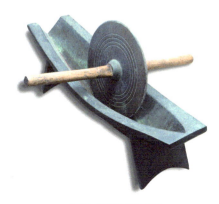

铜船：碾制药材粗粉用

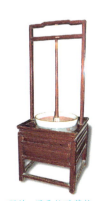

研钵：用于粉碎药物

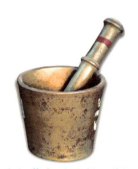

铜臼：捣碎颗粒性的坚硬药物

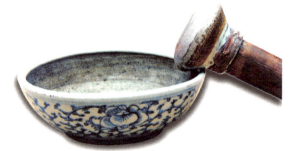

乳钵：研磨搅拌药物细料

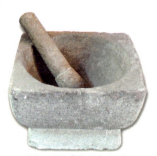

石臼：用于药物的粗粉碎

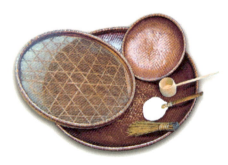

筛子、箥匾、笕帚：手工药材前处理工具

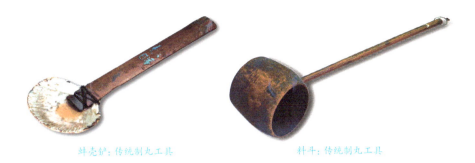

蚌壳铲：传统制丸工具　　　　料斗：传统制丸工具

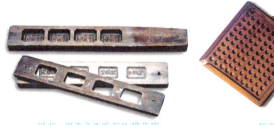
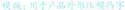

模版：用于产品外形压模凸字

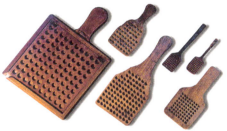

敲药版：甲成药罐装用具

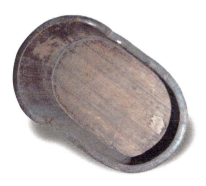

腰形浴桶：用于药工操作前洁身沐浴

3. 广告、仿单、发票等

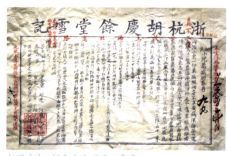

路牌广告:胡庆余堂雪记药号(搪瓷质)　　招贴广告:胡氏小儿万病回春丹

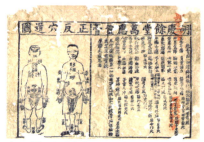

招贴广告:胡庆余堂万应灵膏

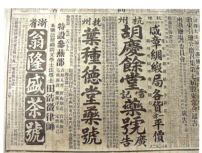

报刊广告:刊于民国初期《东南时报》

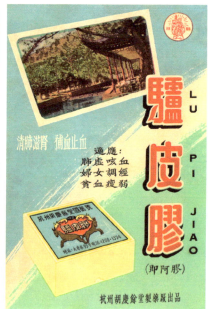

招贴广告:古医商标驴皮胶

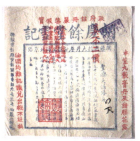

仿单(说明书):圣济大活络丸

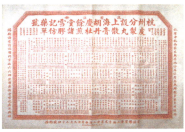

仿单(说明书):胡庆余堂药号上海分号仿
单总汇

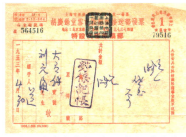

发票:胡庆余堂药号上海分号接送部发票

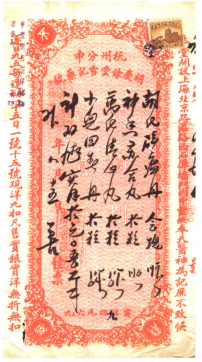

发票:胡庆余堂药号上海分号购药发票

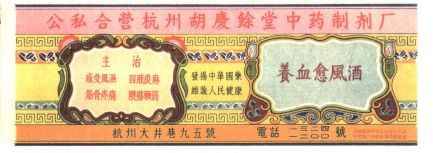

瓶贴:公私合营杭州胡庆余堂中药制剂厂养血愈风酒瓶贴

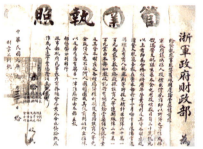

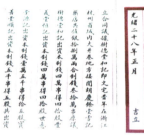

执照：民国元年（1912）胡庆余堂营业执照　　　合同：光绪二十八年（1902）胡庆余堂红股合同

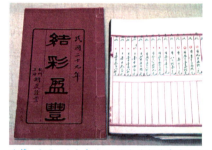

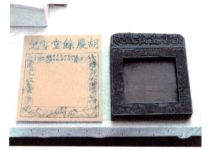

账簿：民国二十九年（1940）上海胡庆余堂账册　　模具：用于印制本堂处方和说明书

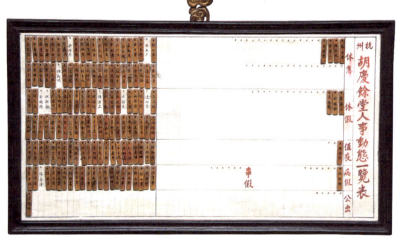

考勤牌：杭州胡庆余堂员工人事动态一览表

4. 古医书籍

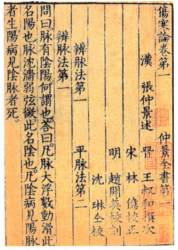

《伤寒杂病论》：汉代张仲景影印本

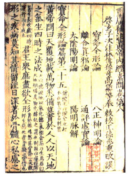

《黄帝内经》：北宋官修

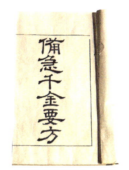

《备急千金要方》：唐代
孙思邈影印本

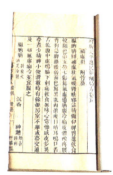

《太平惠民和剂局方》：
成书于北宋大观元年
（1107）

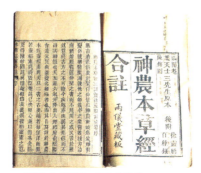

《神农本草经》：两仪堂藏版

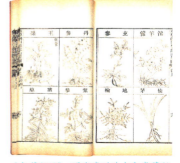

《本草纲目》：明代李时珍太和堂藏版

濒危动物标本

中药主要由植物药、矿物药、动物药三大部分组成,皆源于大自然。随着人类社会的进展,人类栖息地的不断扩张以及滥用自然资源,人类已开始自食恶果,一些药用野生动植物濒临灭绝。因而,野生物种变家种家养、代用品研究及中药材人工合成等三大举措,已列为中药持续发展的研究方向。胡庆余堂中药博物馆内展示的本草标本(浸渍、蜡叶),矿物标本,特别是濒危动物标本,为一种行将逝去的中药文化,提供了一次历史解读。

犀牛:重达4吨,高1.8米高,长3.6米。国家一级保护动物,产于亚洲、非洲热带森林。犀牛角有解毒、镇静、强心等作用。为保护濒危动物,国家规定1993年5月起停止药用。此系我国最大的犀牛标本,为胡庆余堂中药博物馆镇馆之宝。

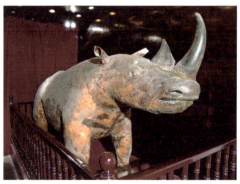

犀牛

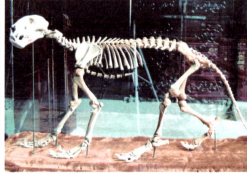

虎骨

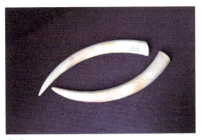

象牙

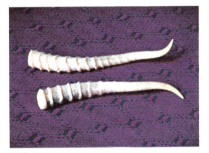

羚羊角

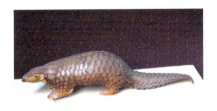

穿山甲

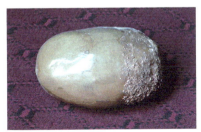

马宝

虎骨：猫科动物虎的骨骼。具有祛风通络、强筋健骨之功效。虎骨酒用于风湿痹痛、脚膝酸软。昔日，民间常将虎骨粉用于外伤止血。系国家一级保护动物，已停止药用。

象牙：为象科动物亚洲象的牙齿。国家一级保护动物，具有清热镇惊、解毒生肌之功效。治痫病惊悸、骨蒸痰热、痈肿疮毒、痔漏。可外用：磨汁涂或研末调敷。

羚羊角：为牛科动物赛加羚羊等的角。具有祛风止痛、利尿消肿之作用。对神昏痉厥、癫痫发狂、头痛眩晕、目赤翳障有显效。

穿山甲：为鲮鲤科动物鲮鲤的鳞甲。具有通经下乳、消肿排脓、搜风通络之功效。治

痈疽疮肿、风寒湿痹、月经停
闭、乳汁不通、外用止血。

马宝：为马科动物马胃肠
道中的结石。有镇惊化痰、清热
解毒之功效。治疗癫痫、痰热内
盛、神志昏迷、吐血衄血、恶疮
肿毒。

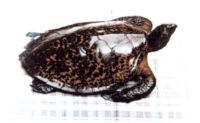

玳瑁

玳瑁：为海龟科动物玳瑁的
甲片。具有清热解毒、镇惊之功
效。治热病惊狂、谵语、痉厥、小
儿惊痫、痈肿疮毒。

猕猴骨、猴枣：为猴科动物
猕猴的骨骼。具有祛风湿、通
经络之功效。治风寒湿痹、四肢
麻木、关节疼痛。猴枣为猴的结
石，生于咽喉和肠两个部位，具
有豁痰定喘、小儿惊痫之功效。
猴枣散为儿科良药。

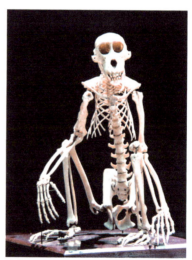

猴骨

麝香（麝）：为鹿科动物雄麝
脐部香腺分泌物。具有通络、

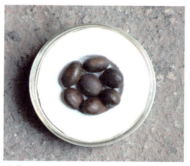

猴枣

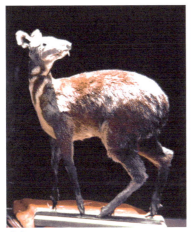

麝鹿

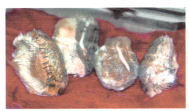

麝香

开窍、散结、辟秽之功效。治中风、痰厥惊痫、跌打损伤、痈疽肿毒。为诸多名药的必备原料。每只麝只可产10克麝香，极为珍贵。麝为国家一级保护动物。

胡庆余堂中药博物馆自1991年开馆以来，迄今已接待了500多万名中外游客。党和国家领导人邓小平、胡耀邦分别为博物馆题词；江泽民、李鹏、朱镕基、尉建行、李岚清、万里、李铁映、钱其琛等中央领导曾先后亲临视察博物馆。

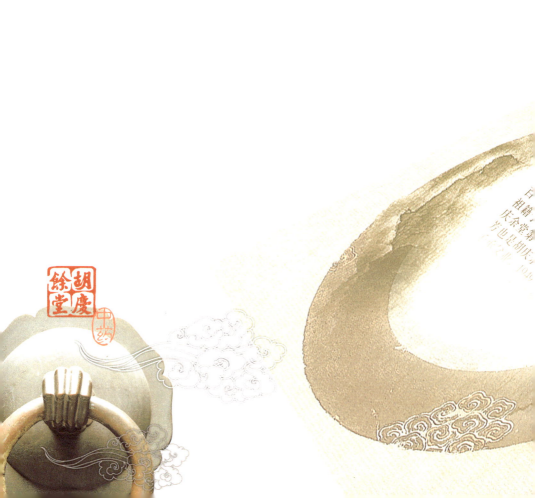

胡庆余堂中药文化的传承人——冯根生

他出身中药世家，十四岁进胡庆余堂做学徒。他是一位创业者，构建起世界一流的中药厂，铸造了驰名中外的『青春宝』品牌，他是一个奇迹，作为中国国有企业的掌门人，迄今在任三十七年，他是一段历史，经历新旧社会，跨越两个世纪，在从业中药六十年的生涯中，传承祖国中药文化，成为中药历史的见证人和亲历者。

……与胡庆余堂维系着一段……棒缘。他1934年出生，……祖父冯云生是胡……王，你若冯芝……年，冯根生……进入胡……

胡庆余堂中药文化的传承人——冯根生

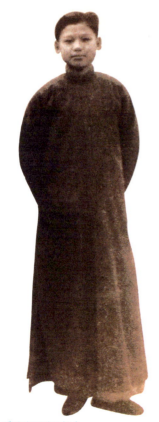

学徒期间的冯根生

嫡传艺徒

冯根生与胡庆余堂维系着一段百年不解的情缘。他1934年出生，祖籍宁波慈城。祖父冯云生是胡庆余堂第一代老药工，父亲冯芝芳也是胡庆余堂的药工，冯根生子承父业，1949年1月19日进入胡庆余堂当学徒，从此开始他至今60年的中药生涯。当时，他才满14岁，从杭州高银巷小学毕业不久。1949年5月3日杭州解放，由于胡庆余堂每年只招收一名学徒，而传统的收徒制度解放后即被取消，冯根生便成了胡庆余堂唯一的"关门弟子"。

进入胡庆余堂那天的一幕，冯根生至今难忘，79岁的祖母含泪叮嘱他：记住，生意是学出来的，本领是做出来的，要诚实，有志气，当学徒是很苦的，千万不要吃"回汤豆腐干"。祖母还说道：不管今后长多大，干什么，都要"认认真真做事，规规矩矩做人"。这些话成为冯根生一生的座右铭。

依照惯例，胡庆余堂学徒期为一年，但因为再没有师弟顶班，冯根生的学徒期居然从一年延长到三年。虽然当学徒很苦，但长时间严格的基础训练，也奠定了他深厚的中药功底，让他一生受益。他当学徒时，每天5点前起床，一直干到晚上9时才能睡觉。3年下来，不仅把两千多种中药的品相、药性、配伍、功效烂熟于心，还把当初开店时印发的《浙省胡庆余堂雪记丸散膏丹全集》这部药书背得滚瓜烂熟。他忆及这段经历时说："我当学徒是从最苦的'小炒'干起，到学制胶，学炮制，学丸、散、膏、丹的制作，所以，我中药的全套本领是苦出来的。学徒工一天干16个小时，365天，天天如此，什么苦累都不怕了。童工不吃苦，能懂得中药是怎么回事吗？成功的人都是苦出来的。"

学徒期满，冯根生连续站了两年柜台，配方，撮药，卖丸散膏丹、花露药酒，三年学徒时所学知识开始大显身手。1954年开始调到制胶车间，生产制胶用的驴皮，这活又脏又累又臭，最后累倒在车间里。等病好后，又调去煎药，每天煎300帖，整整两年。十几万帖中药从手下流过。干罢煎药，又去磨粉打粉。

1958年行行业业"大跃进"，公私合营后的胡庆余堂规模扩大。冯根生调到当时任务最重的整炮车间。中药制作过程中，整炮对药品质量来说是举足轻重的环节。从中药的挑选、整理、清洗、切制、干燥，到炒、炙、漂、洗、煅、飞，从大料配伍到细料精配、粉配等，工序严密，活计精细，冯根生一干就是三年。60年代初，冯根生调到供销科，独自一人跑广东、广西、云南、贵州、四川采购药材，后来又当上了车间副主任。1968年后，来到远离市区、远离厂部的桃花岭车间，当了车间主任。

古代圣哲有言：故天降大任于斯人也，必先苦其心志，劳其筋骨……学徒生活的磨难和艰辛，为冯根生担当大任、开创大业打下了坚实的基础，他所积累的中医药知识和经验常常令人折服。

一次有个华侨慕名找到冯根生，要求按他的方子配制一批成药。冯根生说，可以，但希望知道治什么病，以便确定做片剂还是做胶囊。对方默不作答，冯根生说，那我猜猜看，你这方子是治——冯根生贴近对方的耳朵轻声说："癌症。"对方一惊："何以见得？"冯根生说，中药治癌主张攻补皆备，活血化瘀，你这20多味中药中，麝香、蛇蜕、蜂窝是攻的，人参、茯苓是补的，丹参用来活血化瘀。这种配伍应是针对癌症的。来客跷起大拇指：行家，真是行家。还有一次，日本汉药代表团来访问，带来一瓶刚研制的新药。冯根生向对方打听药的成分。那位专家一字不答，只打开葫芦形的小瓷瓶，倒出几粒芝麻大小的药丸。冯根生用指尖拈起一粒放到舌尖,回味一下说,这丸药里少不得麝香、西黄、熊胆、蟾酥这四味药,还有冰片。这药是救心用的。日本专家惊叹:冯先生,你这舌头比药检仪器还厉害!此后不久,一个新加坡代表团来访,一位华裔老者突然发问:"你们有用人的小便做中药的吗?"年轻的接待员以为老者有挑衅之意,气氛顿时紧张。冯根生恰巧过来,侃侃对答:"小便做药民间还有,过去中药作坊有小便间接熬的药,这味药叫'人中白'……"老人激动地握住了冯根生的手。原来他也是中药世家出身,小时跟父亲做过这味药,他就是想看看中药的学问在中国失传没有。久而久之,在海外冯根生便有了"药王"的美誉。

古方逢春

1972年,杭州中药厂一分为二,桃花岭下的车间升格为杭州第二中药厂。37岁的冯根生被任命为厂长,从此开始了艰苦创业的历程。

面对厂房破旧、资金紧缺、没有主打产品的状况,冯根生下定"大干三年改变面貌"的决心,并在全厂大会上提出"有条件要上,没有条件创造条件也要上"。他带领职工自己动手整修厂房、道路。他招贤纳士,引进人才,一大批有真才实学的人才到了厂里。他组织力量,开拓新品,"生脉饮"、"双宝素"口服液、"半夏露"糖浆、"肝乐宁"糖浆、"复方五味子"糖浆、"脉通"胶丸、"艾油"气雾剂等一批新药研制出来,迅速走向了市场。

　　冯根生看问题总是一针见血，他认为，中药的问题在制剂。他指挥的中药生产技术的改造，包括原液提取的自动化，分封包装的机械化，药液输送的管道化，现场管理的科学化，中药生产由此步入了划时代的大工业生产之列。可以说，冯根生既是中国传统中药业的最后传人，也是中国现代中药的奠基人。作家黄宗英说："中医药是我国科学与经济走向世界的种子选手，冯根生则是郎平。"

　　在中药的禁区——静脉注射液方面，冯根生持之以恒地组织攻关，经上千次实验，终获成功。1976年10月，中药针剂车间竣工投产，不久，中国第一支用于静脉注射的中药制剂——参麦针，在杭州中药二厂批量生产，开启了中药新剂型发展的方向。以人参和蜂王浆为主料的"双宝素"口服液，一经推出，即深受市场欢迎，并成为"文化大革命"后首个在国际上打开销路的中国中药保健品。同时，参麦针、丹参针、养胃冲剂等几十个治疗药纷纷投产，杭州中药二厂的生产逐步走上现代化轨道。厂房也以建设国内一流厂房为目标，进行了大规模的建设和改造，并实现了工厂园林化。1982年6月，美联社记者威廉·塞克斯顿撰文在美国报纸上介绍杭州中药二厂，他写道："除了一个特点（传统中药）之外，这家药厂的情景同纽约或波士顿的先进化学生物研究所没有两样。"

　　当针剂、胶囊、药水、药片源源不断地被开发出来，古老的中药从"苦、大、丑、慢"变为"甜、小、美、快"之际，冯根生把关注点从

163

中药剂型转移到药品种类上来。本着"人无我有，人有我好，人好我变"的思路，他另辟蹊径，开拓保健药品。

冯根生组织科研人员，深入民间，披阅古籍，从中挖掘瑰宝。经过八方搜寻，先后有120多个方子入选，又经过几轮严格的筛选留下三个。冯根生坚持要选"好中之好，优中之优，极品中之极品，精粹中之精粹，状元中之状元"。通过试验对比，遴选出了"益寿永贞"这方中药，这一方子来自一位老者指点的古代帝王宫闱——长陵，它是明成祖朱棣的滋补药。

明成祖是明王朝第三位皇帝，也是明王朝定都北京的第一位皇帝，名声显赫，业绩非凡。这位皇帝脾气大，胆子大，气魄大，而且精力体力特别旺盛，动不动就搞御驾亲征，即使到了晚年也乐此不疲。明永乐二十二年（1424），64岁的朱棣在第五次亲征塞北的归途中，"驾崩"于塞北榆木川。其原因是围猎时不慎栽于马下。此方由朱棣诰封："益寿永贞"。意为增益寿命，长久不变。

实验的结果，使冯根生对古代医家、医术钦佩有加。"滋而不腻、温而不燥、刚柔相济、阴阳并求。"冯根生毫不犹豫地给"益寿永贞"下了16字评语。他要把"益寿永贞"，推向社会，让500年前的御用药品为现代人造福。他用"青春"这个充满魅力和希望的词汇，来给这只新药命名。

1982年6月18日，由中国国家医药总局组织的"青春宝抗衰老

片"学术交流团到香港，进行为时10天的访问交流。整个香港为之
轰动，各媒体争相报道。"青春宝"这个亮丽的名字，开始驻扎在海
内外众多渴望健康、渴望青春常驻的人们的心间。

在改革东风的鼓舞下，为摸索开创企业独立自主经营体制，使
企业做大做强，在与外商合资的过程中，冯根生在集思广益的基
础上，想出一个高招："儿子生娘"——"儿子"即杭州第二中药厂，
"娘"就在杭州第二中药厂之上，再组建一个中国青春宝集团公
司。经过多轮谈判，于1991年9月，中国青春宝集团与泰国正大集团
暨正大健康产品有限公司在北京正式签约，合资经营杭州第二中药
厂。至此，经营了20年的杭州第二中药厂，改称为正大青春宝药业有
限公司（中外合资），它的中方"母体"——中国（杭州）青春宝集团
有限公司正式挂牌成立。

生命之根

当中国青春宝集团公司不断发展壮大之际，而胡庆余堂因经营
不善每况愈下，外债和内债加在一起，濒临破产。1996年，由杭州市
政府决定，胡庆余堂加入中国青春宝集团公司。加盟后的胡庆余堂
作为中国青春宝集团公司的全资子企业，由青春宝集团公司实行统
一管理，保留"胡庆余堂"的牌子，将"青春宝"强大的经济实力和
成功经验与"胡庆余堂"的知名度聚合在一起，以更好地发挥"名
牌、名厂、名人"效应，使之真正成为中国中药支柱企业。

　　改革时代的崇高使命，嫡传艺徒的感情渊源，让冯根生重返胡庆余堂，成为这个百年老店的新掌门人。经过一番调查研究后，冯根生有了使这个百年老店重新崛起的"妙方"：擦亮牌子，转换机制，理清摊子。兼并后胡庆余堂借鉴"青春宝"的治理经验，经过一番整顿，三年前的亏损大户一跃而成了纳税大户，企业职工福利大为改善，人人脸上挂上了"青春"的笑容，百年老字号开启了"返老还童"的崭新历程。

　　冯根生使江南药王重振雄风，冯根生使国药走向世界，他无愧为国宝级的现代企业家。2002年7月18日，冯根生荣获杭州市委、市政府给予的300万元重奖。

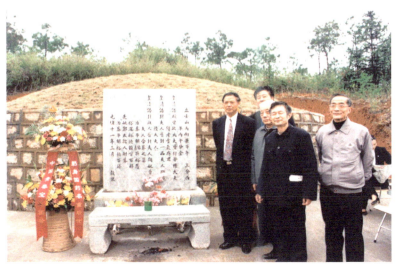

冯根生与胡氏后裔在胡雪岩墓前留影

　　冯根生始终不忘老店东的创业之功，在老药工赵玉城历经千辛万苦发现了当年胡雪岩的归葬之地，找到了胡雪岩的残碑后，冯根生依然决定，在杭州西南郊中村（泗乡）原址，重修胡雪岩墓，让老店东有个落脚安魂之地，让后人有一个追思凭吊之处。冯根生认为重修胡雪岩墓，其意义不在修墓本身。胡庆余堂能延续百余年，享誉国内外，与胡雪岩当年提倡"戒欺"、"是乃仁术"、"真不二价"等经营理念是分不开的，而这些思想光辉至今仍应在现实社会中悬空烛照。有不少胡雪岩后裔在国外发展，听说重修了先祖胡雪岩残墓后，纷纷致电来函，感谢冯根生的修墓之恩，赞扬胡庆余堂这一个传人，称他不仅坚守自家的门庭，还光大了祖国的中药事业。

　　2002年金秋，胡雪岩诞辰180周年前夕，在冯根生的提议下，铸造了一座胡雪岩的铜像。铜像由锡金铜铸成，坐高1.4米，底座高0.5米，按原人造像并给予1.2倍的放大，净重约千斤。雕像中，胡雪岩身着长袍，腰板挺直，一手托帽，端坐在太师官椅上，眼望前方神色凝重。一篇由冯根生拟稿的《胡公祭》祭文，立于铜像一侧。冯根生认为：

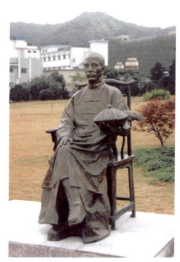

胡雪岩雕像

前来胡庆余堂买药的人群排成长龙

修铸胡雪岩铜像意义深远,它仿佛立于身边,时时提醒我们不要忘本,不要忘记他所开创的"商道即人道"的精神。

2003年春夏之交,一场突如其来的"非典"疫情袭击杭州,市民争抢各类抗"非典"预防药,在胡庆余堂门前,数百人排起了长队。因事出突兀,一时供货紧缺,以致人心恐慌,情形危急。

正在外地出差的胡庆余堂董事长冯根生得知危情,星夜赶到现场办公。当了解到公司抗"非典"药一天就出药三万余帖,而配方急需的金银花、野菊花等中药材供应价飞涨,若不涨价药店难以支撑等情况后,这位掌门人当即拍板,向市民作出承诺:哪怕原料涨100倍,也决不提价一分。同时力挺三项举措:一是企业所有预防"非典"的药品,一律赔本出售并确保足量供应。二是向经济困难的"非典"疑似病人和抗"非典"的一线医护人员,进行定向救助。三是利用企业技术平台,召集著名中医专家,尽快组织研制针对性强的抗"非典"药。

由于社会各界众志成城,一场中国历史上罕见的"国难"被及时地消解了。在整个抗"非典"期间，胡庆余堂的"非典"预防药不但没有一天断货，更没有一次提价。为此，胡庆余堂亏损50多万元。4月26日，《人民政协报》头版，赫然刊出"向冯根生致敬"的署名评论文章，再一次掀起社会广泛的关注和热议。

其实，作为拥有百年历史的胡庆余堂，所作出的一系列重大企业决策，总带有它特定的历史烙印和文化基因。晚清年间，战乱频仍，江南一带疫疫横行，红顶商人胡雪岩为了"达者兼济天下"，创建了胡庆余堂国药号，邀请江南名医，成功地研制出"胡氏辟瘟丹"、"诸葛行军散"等，并免费开仓放药，济世救民，一时在江南传为美谈。一百年后的今天，当"非典"盛行、民众危难之时，胡庆余堂再次做出义举，无怪乎胡庆余堂一代传人冯根生动情地说："一百年前的封建老板都能做到，对于一个老共产党员，还有什么理由不能做到！"此举同样也得到了胡庆余堂员工的拥护和支持。一位84岁的老药工说，抗"非典"时，我们胡庆余堂开仓放药，一下就亏掉50多万，我们老总冯根生吭都不吭一声。这就叫派头，否则你凭啥西叫"江南药王"。

叶种德堂历史久远，与胡庆余堂、万承志堂、方回春堂等一起，并称为杭城国药"六大家"。从它身上可看到杭州老字号的一部兴衰史，也可见证中药事业曲折发展的历程。公私合营后，叶种德堂名号消失，原址被占用，甚至成为职工宿舍。为了再现百年老店的风

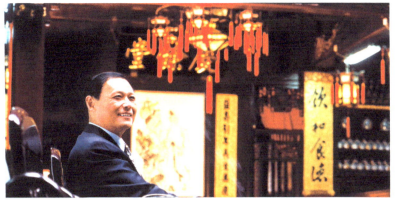

冯根生——胡庆余堂掌门人

采，冯根生决定由胡庆余堂出资数百万，照原样予以修缮，赋予沉寂百年的老店以新的生命。接着，他又着手恢复《白蛇传》中男主角许仙学生意的千年药铺"保和堂"，使它与断桥、雷峰塔等名胜连成一线，再现千年美丽传说的场景。

在冯根生身上，有着许许多多耀人的桂冠。诸如"党的十三大代表"、"全国劳动模范"、"五一劳动奖章"、"首届中国优秀企业家"、"全国优秀经营管理人才奖"、首届"经济改革人才金杯奖"、"中国经营大师"、"2000年国际杰出人士"、"中国医药行业十大杰出经理人"等。面对一个个奖杯，誉满华夏的他总是那样清醒和低调。

2007年春，当第一批国家级非物质文化遗产代表性传承人冯根生的名单颁布后，这位老人竟然动情地留下了两行清泪。一个74岁的老人，在中药岗位上连续工作了整整60个春秋，为祖国的中药文化事业做出了不可磨灭的贡献，他用一生的耕耘，谱写了"生命之根"的辉煌诗篇。

附录:
胡庆余堂历史沿革及品牌纪年

1874年——创建胡庆余堂雪记国药号

1876年——南山路涌金门建立胡庆余堂胶厂

1914年——胡庆余堂雪记国药号上海分号成立

1929年——首届西湖博览会上,胡庆余堂饮片获特等奖

1955年——成立公私合营胡庆余堂国药号

1957年——在城西郊桃源岭新凉亭筹建制胶车间

1958年——叶种德堂并入胡庆余堂,更名为公私合营胡庆余堂制剂厂

1961年——胡庆余堂附设中药制剂学校成立

1966年——"文化大革命"起改名为杭州中药厂

1968年——杭州中药厂遂昌分厂成立

1972年——胶剂车间升为杭州第二中药厂

1979年——恢复杭州胡庆余堂制药厂

1980年——胡庆余堂国药号门市部恢复营业

1986年——胡庆余堂列为市级重点文物保护单位

1988年——胡庆余堂列为全国重点文物保护单位

1991年——胡庆余堂中药博物馆开馆

1992年——杭州第二中药厂成立母体企业中国青春宝集团公司

1995年——胡庆余堂被列入首批浙江省爱国主义教育基地

1996年——胡庆余堂被国内贸易部认证为"中华老字号"

1996年——胡庆余堂加入中国青春宝集团

1999年——胡庆余堂改制为杭州胡庆余堂药业有限公司

2001年——保和堂恢复，并归入胡庆余堂国药号

2001年——叶种德堂恢复营业

2002年——胡庆余堂上榜"中国驰名商标"

2003年——胡庆余堂被认定为浙江省首届知名商号

2003年——杭州胡庆余堂投资有限公司成立

2006年——胡庆余堂中药文化入选首届国家级非物质文化遗产目录

2007年——杭州胡庆余堂集团有限公司成立

2008年——胡庆余堂中药博物馆被列为青少年"第二课堂"教育基地

参考书目

杭州市工商业联合会《杭州胡庆余堂企业史》

中国国际广播出版社《胡庆余堂中药文化国宝》

人民日报出版社《江南药王胡庆余堂》

浙江省卫生厅《中成药总论》

胡亚光著《安定遗闻》

赵玉城著《胡雪岩与胡庆余堂》

马永祥著《胡庆余堂》

孙春明著《国药冯》

后记

　　《胡庆余堂中药文化》是"浙江省非物质文化遗产代表作丛书"之一。

　　胡庆余堂已有一百三十多年历史,我自进胡庆余堂工作迄今恰好三十年,所从业的年限却不足于厂史的零头。在回望企业成长的历史长河中,我看到了祖辈、父辈走过的足迹。我祖族三代均为胡庆余堂的"药店倌",父亲裹着一身"药香"下班回家,操一口硬朗的宁波话在讲述着胡庆余堂故事的场景,至今犹在耳目。

　　我虽不敢以中药世家自诩,但也从小耳濡目染。我不善言辞,却勤学善悟,更酷爱传统文化,尤对胡庆余堂中药文化情有独钟。当我怀着虔诚之心,真实地记录了胡庆余堂的这段历史时;当我搁笔静思,仰望星空时,一声喟叹油然而发:人生尚不宜以胡雪岩为坐标,而胡庆余堂才是我的精神家园!

　　衷心感谢杭州师范大学杭州研究院朱德明教授认真审稿并提出宝贵修改意见。

出版人　蒋　恒
项目统筹　邹　亮
责任编辑　方　妍
装帧设计　任惠安
责任校对　朱晓波

装帧顾问　张　望

图书在版编目（ＣＩＰ）数据

胡庆余堂中药文化/刘俊主编；孙群尔著.－杭州：浙
江摄影出版社，2009.5（2023.1重印）
（浙江省非物质文化遗产代表作丛书/杨建新主编）
ISBN 978－7－80686－758－7

　Ⅰ.胡…　Ⅱ.①刘…②孙…　Ⅲ.胡庆余堂药店－史料
Ⅳ.F717.5

中国版本图书馆CIP数据核字（2009）第040952号

胡庆余堂中药文化

刘俊 主编 孙群尔 著

出版发行　浙江摄影出版社
　　　　　地址　杭州市体育场路347号
　　　　　邮编　310006
　　　　　网址　www.photo.zjcb.com
　　　　　电话　0571-85170300－61009
　　　　　传真　0571-85159574
经　销　全国新华书店
制　版　浙江新华图文制作有限公司
印　刷　廊坊市印艺阁数字科技有限公司
开　本　960mm×1270mm　1/32
印　张　6
2009年5月第1版　　2023年1月第3次印刷
ISBN 978-7-80686-758-7

定　价　48.00元